Veiksmīgs ārsts. Kā padarīt pacientu veselīgu un ārstu laimīgu

EDGARS AUZIŅŠ and JOLANTA AUZIŅA

Published by EDGARS-LTD GROUP, 2024.

VEIKSMĪGS ĀRSTS. KĀ PADARĪT PACIENTU VESELĪGU UN ĀRSTU LAIMĪGU

First edition. June 13, 2024.

ISBN: 979-8227677532

Written by EDGARS AUZIŅŠ and JOLANTA AUZIŅA.

Ievads

Sveicināti, dārgais ārsts!

Pieteikšanās pie ārsta – kas var būt vieglāk? Anamnēzes vākšana, izmeklēšana, ārstēšanas recepte. Visi ārsti zina, kā to izdarīt, viņiem visiem ir vienāda pamatizglītība. Tikai daži ir veiksmīgi, pieprasīti, enerģiski un dzīvo harmonijā ar vadību un sevi. Citi kurn un ir neizpratnē: "Kā tas var būt? Mācījos septiņus gadus, strādāju trīs darbos, bet pelnu santīmus. Apburtais loks". Pie kuras ārstu kategorijas piederat, dārgais lasītāj?

Lai realizētu profesionālās prasmes, mūsdienu ārstam ir jābūt ne tikai labam speciālistam, bet arī veiksmīgam komunikatoram un jāprot veidot attiecības ar pacientiem. Starp citu, 65% pacientu nepilda ārsta norādījumus, jo nesaprot, kāpēc tie ir nepieciešami. Kāda medicīniskās aprūpes kvalitāte!

Grāmata, ko turat rokās, palīdzēs novērst kļūdas attiecībās ar pacientiem un sniegs īpašus rīkus efektīvas komunikācijas veidošanai. Turklāt tā lapās izklāstītais motivācijas konsultāciju algoritms palīdzēs sasniegt pacienta psiholoģisko gatavību ievērot ieteikumus, kas ved uz vienīgo patieso mērķi - atveseļošanos.

Apkopoju labāko psiholoģisko un biznesa praksi, apkopoju savu medicīnisko un lielas tīkla klīnikas vadītāja amatā gūto pieredzi un pēc tam to visu projicēju ārsta ikdienas darba plānā. Tāpēc šajā grāmatā nav pūku, viss ir līdz galam.

Šeit aprakstītā tehnika ir pārbaudīta ar vairāku simtu ārstu pieredzi un ir uzrādījusi izcilus rezultātus! Ārstēšanas programmu un operāciju īstenošana klīnikās pieaugusi 2 reizes, pacientu atgriešanās rādītājs palielinājies 3 reizes, bet ārstu ienākumi – 3,5 reizes!

Turklāt motivācijas konsultāciju algoritms ir lieliski piemērots mūsu laikā aktuālām attālinātām konsultācijām, kuru sarežģītība ir neiespējamība veikt pacienta izmeklēšanu klātienē. Daudzi pacienti netic ārsta spējām noteikt pareizu diagnozi, neizpētot un nejūtot īsto vietu. Un pašam ārstam tiešsaistes konsultāciju laikā ir jāpārvar zināma psiholoģiska barjera. Nav tik viegli izskatīties pārliecinošam, saglabāt pilnīgu atdevi un iekšējo pārliecību, runājot ar "runājošu galvu", nevis ierasto "veselo" pacientu. Veicot šādu tikšanos bez iepriekšējas sagatavošanās, pat viskompetentākais ārsts riskē neatrast kontaktu ar pacientu.

Esmu gatavs palīdzēt jums izvairīties no šādām grūtībām, iemācīt konsultāciju padarīt interesantu, dinamisku un produktīvu. No manas grāmatas jūs uzzināsit:

• kā motivēt pacientu ārsta apmeklējuma laikā, lai viņš ievērotu visus ieteikumus;

• kā noturēties kursā, lai izpildītu strikti atvēlēto laiku, neiekristu tukšās sarunās un, gluži otrādi, kavētos tur, kur tas ir psiholoģiski svarīgi rezultātam;

• kā izprast pacienta vajadzības, izmantojot īsus jautājumus;

• kā pareizi ierosināt ārstēšanas programmu;

• ar kādiem "burvju" vārdiem izvairās no pacienta šaubām lēmuma pieņemšanā;

• kā pārliecināties, ka pēc konsultācijas pacients nevēršas pie cita ārsta vai citas klīnikas, bet paliek tev uzticīgs un pateicīgs.

Citiem vārdiem sakot, es jums pastāstīšu, kā sasniegt konsultācijas mērķi: **motivēt pacientu atveseļoties ar savu aktīvo darbību, kas vērsta uz medicīnisko recepšu izpildi, un saņemt no tā materiālo un profesionālo gandarījumu.**

Es ticu jūsu panākumiem!

1. daļa

Pamata līmenis. Noteikumi ārsta apmeklējumam jeb Kā monetizēt savas zināšanas

Jums jāiemācās spēles noteikumi. Un tad jums jāsāk spēlēt labāk nekā visi pārējie.

Apgūstiet noteikumus un spēlējiet vislabāk. Vienkārši, kā jau viss ģeniālais.

A. Einšteins

1. nodaļa

Veiksmīga uzņemšana

Noteikums 1. Materializējiet nemateriālo

Medicīniskais pakalpojums ir specifisks produkts, kam ir vairākas īpašības, kas sarežģī tā pārdošanu.

Pirmkārt, viņa **nemateriāls**, to nevar ne pieskarties, ne pagaršot. Šī iezīme satur pirmo pretrunu starp ārsta un pacienta domāšanu.

Novērtējot medicīniskā pakalpojuma kvalitāti, ārsts ņems vērā, cik savlaicīgi, cik lielā mērā tas sniegts un vai nav bijušas komplikācijas. Pacients, kuram nav absolūti nekādas izpratnes par medicīnu, apkalpošanas kvalitāti primāri saista ar klīnikas zīmolu, tās reputāciju, platību, remontdarbu kvalitāti, augsto tehnoloģiju aprīkojumu, apbalvojumiem un sasniegumiem, personāla kārtīgumu un pieklājību, kā arī tīrību klīnikā. tualetes. Vārdu sakot, ar to **kas var demonstrēt šo īpašību, padarīt nemateriālo taustāmu**. Protams, pacienti medicīnas pakalpojumu kvalitāti saista ar ārsta tēlu. Kā viņš izskatās, ko viņš saka un kā, vai viņš kompetenti argumentē, plāno un organizē ārstēšanas procesu. Viss ir svarīgi!

Otrkārt, medicīnas dienests **nešķirami** no šī pakalpojuma ražotāja. Šī ir otrā pretruna, jo to prasa nedalāmība **ārsta un pacienta plānu sinhronizācija**.

Klīniskā izmeklēšana, profilaktisko pārbaužu regularitāte, ritmiska kosmētisko procedūru veikšana - tie visi ir ilgtermiņa "izdevīgi" projekti, atkarībā no ārsta pieņemšanas laika stabilitātes, viņa **skaidrs ilgtermiņa grafiks ar paredzamiem prombūtnes periodiem darbā, kas saistīts ar atvaļinājumu vai mācībām**.

Treškārt, medicīnas dienests **nav konservējams**. Un šī ir vēl viena pretruna.

Cik daudz informācijas, jūsuprāt, pacients uzzinās tikšanās reizē, ja iepazīstināsit viņam ar klīnisko situāciju sev pazīstamā medicīnas valodā? Pareizi, nepavisam nē. Viņš vienkārši klusēs, domās, ka ar viņu kaut kas nav kārtībā, un nolems, ka darīs to, ko "ārsts lika". Bet, pārnākot mājās, viņš visu darīs tieši otrādi, jo viņš kaut ko nedzirdēja, kaut ko nesaprata un vienkārši kaut ko aizmirsa. No vienas puses, ārsta atbildība neaprobežojas tikai ar ārstēšanas izrakstīšanu. No otras puses, mēs, ārsti, esam veltīgi labā nozīmē, un mums ir jāredz sava darba rezultāti. Vai tu piekrīti?

Ko var darīt, lai palielinātu izpratni un panāktu pacienta piekrišanu konkrētu darbību veikšanai? Lai to izdarītu, ir ne tikai jāiemācās materializēt nemateriālo, bet arī **iemīlēties zināšanu materializācijas procesā**, kuras rezultāts būs izraksti no ambulatorās kartes vai operāciju protokola, recepšu lapas un receptes. Vārdu sakot, zināšanām jāmaterializējas medicīniskos dokumentos, ko pacients ņem līdzi. Droši vien ne reizi vien esat pamanījuši, ar kādu satraukumu pacienti izturas pret ar savu veselību saistītiem dokumentiem. Viņi tos rūpīgi saloka, no galvas zina, kas ko rakstīja, kāda ir paziņojumu un tikšanās hronoloģiskā secība. Tāpēc ir svarīgi, lai šie dokumenti būtu pareizi sagatavoti un glīti nodrukāti. Tas ir arī medicīnas pakalpojumu kvalitātes rādītājs un veids, kā tos saglabāt.

Var nosaukt daudzas citas medicīniskā pakalpojuma īpašības, kas, no vienas puses, ierobežo tā realizāciju, no otras puses dod iespēju veidot ilgtermiņa uzticamas attiecības ar pacientu viņa veselības un mūsu panākumu labā. . Bet ir svarīgi ne tikai tos zināt, bet arī prast tos izmantot.

Jāmācās **materializēt nemateriālo**, proti, reģistrēt objektīvus medicīniskos datus, jūsu argumentāciju un receptes. Ir ļoti svarīgi, lai varētu **pierakstiet savus līgumus**.

Medicīniskā tikšanās ir biznesa tikšanās, kuras dalībnieki esat jūs un jūsu pacients. Pacients apmeklē šo tikšanos ar mērķi atbrīvoties no slimības vai uzlabot savas dzīves kvalitāti, vienlaikus tērējot minimālu laiku un naudu. Jūs ierodaties uz tikšanos kā uzņēmuma pārstāvis, īpašu zināšanu nesējs. Jums ir arī uzdevums: nodrošināt kvalitatīvu medicīnisko aprūpi, ņemot vērā standartus un mūsdienu sasniegumus medicīnā.

Medicīniskā vizīte ir pārrunas, pārdodot savas medicīniskās zināšanas un saņemot **informēta piekrišana** pacientam konkrētām darbībām - izmeklēšana, ārstēšana. Jebkuras sarunas beidzas ar līgumu ierakstīšanu uz papīra ar abu pušu parakstiem.

Tas tiek darīts nevis aiz neuzticības, bet gan, lai materializētu domas un vārdus, lai izvairītos no to nepareizas interpretācijas, nostiprinātu darbību secību, atbildību utt. Piekrītiet, uz papīra ierakstītām vienošanās ir skaidrāka noformējuma struktūra un ir saprotamāka par tām. kas tika pieņemti vārdos.

Ja vēlaties, lai jūsu laiks, enerģija, zināšanas tiktu izmantotas efektīvi un ar augstu efektivitāti, **materializēt nemateriālo** – sniegtās aprūpes kvalitāte, medicīnas zināšanu līmenis, tikšanās laiks, ārstēšanas procesa organizēšana ar pacientu...

Kopumā esi lietišķā noskaņojumā.

Atpazīsti sevi kā biznesa cilvēku un domā kā veiksmīgs biznesa cilvēks!

PRAKTIKUMS

> Vai jums ir daudzsološs klīnikas apmeklējumu grafiks šim gadam? Vai atvaļinājumu un treniņus plānojat iepriekš vai arī tas notiek haotiski?

Noteikums 2. Izpildi tikai veiksmīgus paņēmienus

Kas ir veiksme?

Wikipedia norāda, ka "veiksme ir izvirzīto mērķu sasniegšana plānotajā uzdevumā, kaut kā pozitīvs rezultāts." **Veiksmīgs cilvēks vienmēr var formulēt mērķi** uz gadu, mēnesi, dienu. Viņš skaidri saprot katras tikšanās un sarunu mērķi un var novērtēt, vai rezultātā viņš to ir sasniedzis.

Ar mums, ārstiem, ir tāpat. Mūsu profesionālajā darbībā ir tik daudz tikšanos un sarunu! Turklāt to intensitāte ir lielāka nekā pašam uzņēmējam, kas ir saistīts ar ierobežoto medicīnisko apmeklējumu laiku. Turklāt pacientu dažādība liek ātri pārslēgties un domāt mobili. Lai ārsta darbs būtu efektīvs, viņam tas ir svarīgi **skaidri zināt mērķi, rīkoties metodiski un konsekventi**! Viss veiksmes vārdā!

Tātad, kas tas ir **ārsta apmeklējuma mērķis**? Esmu dzirdējis daudzas versijas: "lai cilvēks būtu apmierināts", "lai pacients atveseļotos", "izrakstīt ārstēšanu pēc standartiem". Tam visam ir tiesības pastāvēt.

Šeit ir piemērs ārsta apmeklējumam pie ginekologa (nav sliktākais).

Pacients: Sveiki!

Ārsts: Sveiki! Mani sauc Olga Stepanovna, es esmu jūsu ārsts. Labi darīts, jūs ieradāties laikā! Es paskatījos uz jūsu karti un analizēju jūsu anketu. Pastāsti man, kas tevi nomāc?

Pacients: Mani uztrauc sāpes vēdera lejasdaļā un smērēšanās.

Ārsts: Cik ilgi tev tas ir bijis?

Pacients: Divas nedēļas.

Ārsts: Man tevi jāpārbauda, lūdzu, ienāc. Vai jums nesen ir bijuši testi?

Pacients: Apmēram pirms diviem mēnešiem bija medicīniskā pārbaude, un tad es to veicu. Man ir viss līdzi.

Ārsts (pēc kontroldarbu un eksāmena izskatīšanas uz krēsla): Labi. Nekas nav kārtībā. Neliels iekaisums. Piecelties! Jums jāveic šie citi testi (sasniedz sarakstu) un jāveic ultraskaņa. Tiklīdz visu izdarīsi, nāc, es izrakstīšu ārstēšanu. Ej pie atbalsta menedžera, viņš tev visu pastāstīs.

Pacients (no atbalsta vadītāja pēc studiju saraksta izmaksu izvērtēšanas): Nedaudz dārgi! Galu galā es jau esmu nokārtojis testus! Taisīsim ultraskaņu. Tur redzēsim. Pagaidām ņemšu analgin. Varbūt tas pāries pats no sevis.

Rezultāts ir acīmredzams: nepietiekami izmeklēts un neārstēts pacients vienkārši pazudīs no redzesloka.

Kāds ir šīs tehnikas mērķis? Vienkārši paskaties?

Mērķis - tā nav subjektīva lieta, bet **konkrēta kategorija** ar saviem parametriem. Viņai jābūt **sasniedzams** (sasniedzams), **mērīsim** (izmērāms), **atbilstošs** (attiecīgi), **ierobežots laikā** (ierobežots ar laiku). Tas viss attiecas uz medicīniskās tikšanās panākumu novērtēšanu.

Vai esam sasnieguši savu uzņemšanas mērķi? Un kāds mērķis ir uzņemšanai kā konkrētai kategorijai?

Sarunu eksperti saka, ka sanāksmju rezultātus var iedalīt četros variantos:

• pilnīga vienošanās un (rakstisku) saistību saņemšana turpmāko kopīgu darbību īstenošanai;

• progress attiecībās. Pilnīgas vienošanās nav, bet ir nodoms attiecības turpināt. Ir zināms konkrēts nākamās tikšanās (pieņemšanas) datums un mērķis;

• atteikšanās no turpmākajām attiecībām. Skaidrs un nepārprotams;

• atlikšana – pieklājīgs atteikums turpināt attiecības.

Pirmās divas iespējas attiecas uz **veiksmīgi rezultāti**. Ar atteikumu arī viss ir skaidrs. "Nē" ir tikpat labi kā "jā". Šai situācijai nav jātērē laiks un līdzekļi, jums vienkārši jāpāriet uz nākamo. Ar progresu un kavēšanos tas kļūst grūtāk. Mums jāiemācās tos atšķirt.

Ja pacients nav pieņēmis galīgo lēmumu, viņam ir kaut kas jāpadomā vai jāapspriež, bet jums ir skaidrs **nākamās tikšanās datums** (piemēram, 23. septembris) un ir norādīts **viņas mērķis** (piemēram, atbildot uz jautājumiem), **tas ir progress**. Ja pēc stundu ilgas tikšanās dzirdat frāzi: "Es sarunāšu tikšanos pēc mēneša" vai "Es jums atzvanīšu!" **tas ir atelpa**. Neveiksme! Uzskata, ka uzņemšanas mērķis nav sasniegts. Jūs izšķērdējāt spēkus un enerģiju.

Tātad, apkoposim. **Veiksmīga ārsta vizīte ir tāda, kurā tiek sasniegts mērķis.**

Pamatojoties uz sanāksmes veiksmes kritērijiem un nemateriālā materiāla materializācijas principiem, **ārsta apmeklējuma mērķis**:

> **motivēt pacientu atveseļoties ar aktīvām darbībām, kas vērstas uz medicīnisko recepšu ieviešanu īstajā vietā un laikā.**

PRAKTIKUMS

> Analizējiet desmit metodes. Kā viņi beidzās? Kavēšanās vai progress? Vai jums vienmēr ir rakstiskas vienošanās ar pacientu un precīzs nākamās vizītes datums?

Noteikums 3. Atcerieties veiksmīgas uzņemšanas formulu

Tātad, mēs noskaidrojām, kāds ir pieņemšanas mērķis. Teiksim vēlreiz: **motivēt pacientu atveseļoties ar aktīvām darbībām, kas vērstas uz medicīnisko recepšu ieviešanu īstajā vietā un laikā.**

Rodas dabisks jautājums: kā pie viņas tikt, jo ārstam ir tik daudz pienākumu! Ir nepieciešams uzklausīt pacientu un noteikt diagnozi, un "ieskatīties dvēselē", un pārliecināt pacientu, ka ārstam ir taisnība un ir jāpārvietojas saskaņā ar piedāvāto plānu un jāpaspēj pabeigt dokumentāciju. ! Un tas viss 30–60 minūšu laikā!

Viss ir iespējams! Jums vienkārši vajag **skaidri zināt** veiksmīgas uzņemšanas formulu, aktīvi to pielietot un kustēties **stingri pa maršrutu** noteiktas formulas iekšpusē.

Šeit viņa ir:

Veiksmīgas tehnikas var apgūt. Izlasiet noteikumu un analizējiet to. Ja šo prasmi neizmantojat darbā, sāciet to aktīvi izmantot, līdz izveidojas ieradums. Parasti tas aizņem 2–3 nedēļas. Pēc tam pārejiet uz nākamo. Ejot šajā grāmatā varat veikt piezīmes.

Atcerieties Mārgaretas Tečeres vārdus: "Sekojiet saviem ieradumiem, tie veido jūsu raksturu, vērojiet raksturu, viņi veido jūsu likteni"? Tātad jūs, ejot soli pa solim, apgūstot likumu pēc likuma, nepamanīsit, kā jūs kļūsit par superveiksmīgu ārstu.

Ja jūs jau kaut ko lietojat, lieliski! Ātri saliksim visas puzles skaistā bildē ar nosaukumu "Veiksmīga uzņemšana" un sāksim saņemt **dividendes no jūsu zināšanām.**

Vai esat gatavs sākt jaunu dzīvi?

PRAKTIKUMS

Pāršķirstiet grāmatu, apskatiet visus noteikumus. Novērtējiet laiku, kas nepieciešams lasīšanai, un attīstiet ieradumu izmantot veiksmīgas uztveršanas prasmes. Plānojiet, kā un kad jūs lasīsit, darīsit un analizēsit.

4. noteikums. Iemācieties skaitīt savus panākumus

Veiksmīgas uzņemšanas formula un mērķis mums jau ir zināmi.

Atcerēsimies tos vēlreiz: **saņemt no pacienta rakstiskas apņemšanās izpildīt medicīniskās receptes un/vai nākamās vizītes datumu.**

Ir specifika! Urrā!

Bet tā ir tikai viena no mērķa īpašībām. Joprojām ir laika ierobežojumi, izmērāmība, sasniedzamība utt. Ar laika ierobežojumiem viss ir vairāk vai mazāk skaidrs. Mums ir stingri atvēlēts tikšanās laiks, kas mums ir jāsatiek: dažiem tas ir pusstunda, citiem - stunda, un dažādās klīnikās tas atšķiras. Protams, jo vairāk laika, jo lielākas izredzes gūt panākumus attiecībās ar pacientu, jo tad visu var darīt lēnām, konsekventi.

Kā jūs varat izmērīt savu **panākumus**?

Es neapgrūtināšu jūs ar tādiem sarežģītiem terminiem kā "darba slodze", "efektīvs ārsta pieņemšanas laiks" u.c. Tie vairāk domāti klīnikas vadītājam. Taču ir trīs svarīgi parametri, kas var skaidri noteikt jūsu sasniegumus.

Pirmkārt, **klientu bāzes stāvoklis**. Es ceru, ka jūs saprotat, ka Ivanovs, Petrovs, Sidorovs un vēl 50 cilvēki no piezīmju grāmatiņas nav klientu bāze. Šis ir pateicīgo pacientu vārdu saraksts.

Klientu bāze - **ļoti dinamiska sistēma**, kas nepārtraukti jāuzrauga, lai saprastu, kas notiks rīt. Mainoties laika gaitā, tas ļauj analizēt situāciju un saprast, kas šobrīd ir jūsu klients, cik maksā viņa piesaiste un noturēšana, kā klīnikā darbojas biznesa procesi, cik efektīvs jūs kā ārsts esat klientu bāzē ieguldītais kapitāls un Jūsu profesionālās darbības rezultātā gūtie ienākumi.

Jā, pacienti, kurus jūs rezervējat, maksā naudu! Reklāma, kontaktu centra darbs, administratori un atbalsta vadītāji, prēmijas par pakalpojumu izplatīšanu, komisijas maksas no apdrošināšanas kompānijām - daudzas sastāvdaļas ir paslēptas no ārsta acīm. Ja sākotnējā pacienta izmaksas ir 2000 rubļu un tikšanās izmaksas ir 1500 rubļu, pieeju biznesa organizēšanai nevar saukt par saprātīgu.

Kādi klientu bāzes parametri ir svarīgi ārstam?

• **Klientu skaits datu bāzē.** Pēc trīs gadu darba klīnikā pacientu skaitam jābūt stabilam un pietiekamam darba ritmam ar 85% slodzi.

• **Primāro pacientu skaits.** Šis rādītājs ir atkarīgs no specialitātes. Plastikas ķirurgam tas var būt 50%, kosmetologam – 10%.

• **Atkārtotu pacientu skaits.** Rādītājs ir atkarīgs no dienesta ilguma klīnikā. Jo ilgāk strādā ārsts, jo lielāka ir atkārtoto klientu bāze, kas piesaistīta ne tikai speciālistam, bet arī klīnikai. Saskaņā ar statistiku, kad ārsts pārceļas uz jaunu darba vietu, megapilsētās viņam seko ne vairāk kā 20% pacientu, šis rādītājs ir vēl mazāks. Jebkurā gadījumā investīcijas jaunos klientiem ir neizbēgamas gan vecajam, gan jaunajam darba devējam.

• **Primāro un atkārtoto pacientu attiecība.** Acīmredzot vajadzētu būt tendencei par labu atkārtotiem pacientiem. Protams, mēs runājam par terapeitiskajām specialitātēm.

• **Pastāvīgo klientu skaits.** Šis ir visgaršīgākais pamatnes gabals. Lojāli pacienti ir tie, kuri pie jums ir bijuši vismaz trīs reizes un ir gatavi ieteikt draugiem un radiem. Šī ir jūsu galvaspilsēta! Parūpējies par viņu! Veidot vēl ciešākas attiecības ar šiem pacientiem, nodrošināt pabalstu programmas, dāvināt, palutināt viņus. Tas atmaksāsies ar pīķiem.

• **Rotācijas ātrums.** Ļauj redzēt, cik ātri tiek atjaunināta jūsu klientu bāze.

Tās formula ir:

**rotācijas indikators = jauni klienti + lojāli klienti -
zaudēti klienti (nav bijuši vairāk nekā gadu).**

Kā jūs varat noteikt, vai jūsu rotācijas ātrums ir labs vai nē?

Pirmkārt, tas ir atkarīgs no ārsta specialitātes un klīnikas
sniegtajiem pakalpojumiem. Profilaktiskajās pārbaudēs strādājošā ārsta
bāzei un kosmetologa bāzei būs dažādi rotācijas koeficienti.

Otrkārt, rādītāju ietekmē klīnikas politika (vai vadības mērķis ir
strādāt ar atgriešanos, vai šie rādītāji tiek uzraudzīti katru nedēļu utt.).

Rotācijas ātrums ir atkarīgs arī no paša ārsta attieksmes, it īpaši no
tā, vai viņš gaida pirmreizējos pacientus vai ir gatavs veidot attiecības
ar esošajiem un vai viņš zina, kā to izdarīt. To ir viegli pārbaudīt. Ir
nepieciešams veikt salīdzinošo novērtēšanu: salīdzināt vairāku vienas
specialitātes ārstu rotācijas rādītājus klīnikā.

• **Atdeves likme.** Tas ir skaidrs rādītājs efektīvam darbam ar
klientu bāzi.

Primārais klients ir klients, kurš pirmo reizi šķērsojis klīnikas
slieksni un ir reģistrēts datu bāzē ar visiem personas datiem. Atkārtots
klients ir klients, kurš ierodas otro reizi.

Kā liecina statistika, vislielākie zaudējumi rodas pēc otrā
apmeklējuma. Sākotnējā tikšanās, turpmākā tikšanās – un viss! Un kur
ir medicīniskā apskate ar regulētiem datumiem kontroles vizītēm,
profilaktiskām apskatēm katru gadu, rehabilitācijai pēc operācijām?
Padomā par to.

Otrkārt, **vidējais rēķins.**

**Vidējais uzņemšanas rēķins ir ienākumu attiecība pret kopējo
uzņemto skaitu noteiktā laika periodā.** Jūs varat aprēķināt vidējo
klīnikas, nodaļas vai ārsta rēķinu dienā, mēnesī vai gadā.

Vidējais rēķins dažādu specialitāšu ārstiem būs atšķirīgs. Tas sastāv
no obligāto izmeklējumu un pacientu ar noteiktu patoloģiju ārstēšanas
saraksta pieņemšanā. Šis **klīniskā un ekonomiskā vērtība,** noteikts

noteikts kritērijs, kas atkarīgs no slimību rašanās biežuma un uzņemšanas specifikas. Piemēram, vidējais rēķins ārstam specializētā neauglības pieņemšanā būs vairākas reizes lielāks nekā vidējais terapeita rēķins. Turklāt vidējais rēķins ir atkarīgs no cenu līmeņa klīnikā.

Tādējādi vidējo čeku var uzskatīt par **Jūsu kā medicīnas darbinieka ekonomiskais rādītājs.** "I Ironiska endometrīta" diagnozi nevar papildināt ar receptēm konsultācijas un ultraskaņas veidā. Vai tu piekrīti?

Vidējā pārbaude - **lojalitātes rādītājs jums kā darbiniekam**. Vai klīnikā visiem pacientiem tiek veiktas pārbaudes un izmeklējumi?

Vidējā pārbaude - **rādītājs par tevi kā komunikatoru**. Vai varat pielietot un monetizēt profesionālās prasmes, ko apguvāt medicīnas skolā pavadītajos gados?

Treškārt, **klienta izmaksas**.

Tradicionāli tas tiek uzskatīts **vidējais klienta rēķins**. Šis rādītājs atšķiras no iepriekšējā ar to, ka ir piesaistīts konkrētas personas izdevumiem, ņemot vērā klīnikas apmeklējumu skaitu slimības ārstēšanas periodā. Tas varētu būt pacienta A ar hipertensiju vai pacienta B ar hronisku prostatītu vidējais rēķins.

Tomēr tirgotāji devās tālāk un ieteica veikt aprēķinus **klienta mūža vērtība**.

Viņi piedāvā šādu pieeju. Piemēram, pacients A, kuram ir 20 gadi, katru gadu apmeklē zobārstu un atstāj klīnikā 10 000 rubļu, ņemot vērā ārstēšanu un higiēnu. Pieņemsim, ka viņa dzīves ilgums ir 70 gadi. Tas ir, 70–20 = 50 gadi. Mēs reizinām 50 ar 10 000 un iegūstam 500 000 rubļu. Šīs ir pacienta A mūža izmaksas (pamatojoties uz ļoti piesardzīgām aplēsēm).

Kad jūs iebiedējat pacientu, sakot viņam, lai viņš "izmeklējies un atgriezies", jūs zaudējat lielu naudas summu. Padomā par to! Bailes no zaudējuma vienmēr ir stiprākas par ieguvuma prieku.

Lai pilnībā izprastu savas klientu bāzes vērtību, iepazīstieties ar savu pacientu finanšu vēsturi un aprēķiniet, cik daudz naudas viņiem ir palicis jūsu iepazīšanās laikā. Vai vēlaties migrēt no klīnikas uz klīniku, atstājot aiz sevis tik "zelta" klientus?

Varbūt šie fakti liks mums rūpīgāk izturēties pret pacientiem.

PRAKTIKUMS

1. Apskatiet pēdējā mēneša tikšanās struktūru.

2. Novērtēt pirmo un atkārtoto pacientu attiecību. Kāpēc tas ir šādi?

3. Aprēķināt pēdējo trīs mēnešu vidējo rēķinu, salīdziniet ar pašreizējo situāciju. Kuru vektoru jūs redzat: uz augšu vai uz leju? Kāpēc?

4. Atrodiet datubāzē trīs "dārgākos" klientus. Nosūtiet viņiem ziedus!

5. noteikums. Nedomājiet par ekonomiku, domājiet par psiholoģiju

Kā palielināt vidējo pacienta rēķinu? Kā palielināt pacientu atgriešanos?

Pirmkārt, **beidz par to domāt**. Ārstu, kuram acīs ir nauda, pacients acumirklī nolasa un izraisa neuzticību. Pietiks vienreiz mēnesī retrospektīvi izvērtēt vidējo rēķinu.

Koncentrējieties uz uzņemšanas noteikumiem un tās tehnoloģisko efektivitāti (skatiet nodaļu "Izgatavojamība"), neizlaidiet nevienu soli, līdz esat to sasniedzis. Ņemiet piemēru no tenisistiem. Viņiem ir mērķis – uzvarēt, taču viņi ir orientēti nevis uz gala rezultātu, bet gan uz taktiku un sitieniem, metodiski un neatlaidīgi slīpējot šo konkrēto prasmi.

Otrkārt, **regulāri izvērtē un novērtē sniegumu. Analizējiet!**

Kur ir vājais posms? Kas nedarbojas: jautājumu uzdošana, darbs ar iebildumiem?

Ierakstiet tikšanos balss ierakstītājā. Klausies. Salīdziniet notikušo ar uzņemšanas karti (skatiet nodaļu "Tehnoloģijas") - un jūs pārstāsit atkārtot kļūdas, sāksit strādāt pie sevis, sāksiet pilnveidot savas prasmes un pavērsit neizsmeļamas iespējas izaugsmei un sev **panākumus**.

Trešķārt, **atceries**:

> Ja ir kāds veiksmes noslēpums, tas slēpjas spējā paņemt cita cilvēka skatījumu un redzēt lietas gan no viņa, gan no sava viedokļa.

Henrijs Fords

PRAKTIKUMS

> Ierakstiet desmit tehnikas balss ierakstītājā. Kurš runā vairāk – tu vai pacients?

6. noteikums. Esi racionāls

Apmeklējums pie ārsta bieži vien ir emocionāls pārdzīvojums gan pacientam, gan ārstam (īpaši, ja ārste ir sieviete).

Piekrītu, pārmērīga emocionalitāte un iesaistīšanās pacienta problēmā var ne tikai aizmiglot pacienta smadzenes un novirzīt viņu no biznesa attiecību kursa reģistratūrā (skat. nodaļu "Tehnoloģija"), bet arī izsmelt viņu garīgi. Empātija ļoti ātri un nesaudzīgi noved pie profesionālas izdegšanas. Tāpēc pietiek ar cieņu pret visām no tā izrietošajām attiecībām (skat. nodaļu "Cieņa").

Ko nozīmē būt racionālam?

Pirmkārt, **saglabājiet mieru visu tikšanās laiku**, pat ja redzi asaras un histēriju, dzirdi draudus.

Uzvelciet terapeita halātu un vērot darbību no malas. Ieelpojiet un turiet elpu 10-15 sekundes, atkārtojiet trīs reizes - un jūs ievadīsit šo attēlu. Psihoterapeits nekad nesteigsies mierināt pacientu, neraudās ar viņu, nerunās ar viņu, vēl jo mazāk kliedz un lamās kā bērnu. Viņš vienkārši jautās: "Ko jūs šobrīd jūtaties?" vai arī teiks: "Turpini, es tevi uzmanīgi klausos!", pēc tam viņš turpinās medicīnisko darbu. Stingri un tehnoloģiski progresīvi!

Šāda uzvedība ļauj saglabāt kontroli pār situāciju, pat ja pacienta uzvedība ir neparedzama.

Otrkārt, **neizjauc robežas**.

Klīnikas ietvaros jūs esat uzņēmuma pārstāvis, kurš strādā ar pacientiem saskaņā ar apstiprinātiem noteikumiem un noteikumiem. Nav svarīgi, vai jūs pazīstat pacientu personīgi. Draudzība paver durvis labvēlībām, kas pacienta acīs izskatās pēc nelielas draudzīgas piekāpšanās, bet no darba organizēšanas un jūsu pienākumiem – finansiālām, juridiskajām, profesionālajām – var izspēlēt nežēlīgu joku. Nevērīga attieksme pret dokumentiem, pacientu nepietiekama pārbaude, steiga pieņemšanā - tas ir pazīstamības rezultāts.

Ir tāda ārstu kategorija, kuri, baidoties zaudēt pacientu, pielāgojas situācijai, sāk ņemt vērā pacienta personīgās vēlmes, meklē kompromisus un bieži aizmirst, ka cilvēki ir labi manipulatori. Pacienti no viena testa. "Varbūt man tas nav jādara? Kaut kas ir nedaudz dārgs..." – un līdzjūtīgais ārsts padodas pierunāšanai, nevērīgi izturoties pret ārsta pienākumu. Tad tas sākas: "Jūs to izrakstījāt, bet tas man nepalīdzēja." Un tad ir nodaļas vadītājs ar savu kvalitātes kontroli, prokuratūra, kas balstās uz pacienta sūdzību, naudas sodi, atlīdzības un pat tiesas prāvas...

Jūs esat ārsts! Jūsu dokuments ir darba apraksts. Visi tā punkti satur dziļu nozīmi un ir svarīgi. Jums ir jāievēro visi medicīniskās aprūpes sniegšanas standarti un procedūras.

Jūs esat uzņēmuma pārstāvis un strādājat ar pacientu tā vārdā un saskaņā ar tā noteikumiem. Militārais moto saka: "Kad nezināt, ko darīt, rīkojieties saskaņā ar noteikumiem." Tas pats ir pie ārsta apmeklējuma. Vadieties tikai pēc uzvedības standartiem un profesionālajiem principiem.

Treškārt, **nesteidzies.**

Nesteidzieties dalīties ar informāciju. Jūsu uzdevums ir koncentrēties uz pacienta problēmām. Iespējams, ir vēlme ātri demonstrēt augstu profesionālo līmeni, jo esi tik ilgi mācījies un tik daudz zini. Bet ārsta profesionālais līmenis iekļaujas ne tikai medicīnas zināšanu jomā.

Labs ārsts pirmām kārtām ir labs psihologs.

Vienmēr jāatceras, ka ārsta pienākums ir ne tikai objektīvi novērtēt klīnisko situāciju, izrakstīt izmeklējumu un ārstēšanas plānu un zināt tā izpildes laiku un detaļas. Ārstam ir jābūt **izzināt pacienta nodomus un cerības, palīdzēt viņam skaidri formulēt domas, izvēlēties pareizos vārdus, izteikt savu viedokli.**

Turklāt ir svarīgi to saprast **jūs un pacients esat uz viena viļņa garuma**, strādājiet kopā viņa veselības labā. Ārstēšana ir kopīgs darbs. Tas prasa ne tikai ārsta profesionālo ieguldījumu, bet arī procesa izpratni un paša pacienta izpildes disciplīnu. Tikai ar šo pieeju var sasniegt pozitīvu klīnisko efektu.

Singla veidošana **viedokļu fonds** - spēcīgu attiecību pamats. Lai to izdarītu, reģistratūrā ir nepieciešams ne tikai runāt, bet arī klausīties! Uzdodiet jautājumus, precizējiet, nosakiet pacienta patiesās vajadzības, vārdu sakot, "izlasi" viņu. Tev vajag **pārvaldīt tikšanos un pacientu**. Ja jūs to nedarīsiet, pacients to izdarīs jūsu vietā. Trešā nav.

Ceturtkārt, **nekautrējies runāt par naudu**.

Profesionāls taksists nekad neizslēgs skaitītāju, lai cik interesanta būtu saruna ar pasažieri. Kā ar profesionālu ārstu?

Nav jāskaita nauda cita kabatā un jādomā pacienta vietā, ka ārstēšanas izmaksas viņam ir pārmērīgas. Veiciet savus profesionālos pienākumus un atcerieties to **Vai esat uzņēmuma pārstāvis**. Tas nozīmē, ka jūs strādājat saskaņā ar viņas cenrādi, nevis pats. Tādējādi ir psiholoģiski vieglāk nosaukt summas par ārstēšanu. Neaprēķiniet savā galvā, vai jūs varētu samaksāt par šādu ārstēšanu, vai arī atliksiet to uz vēlāku laiku.

Ja patiesi saproti savu vietu uzņēmumā, sapratīsi savu lomu kā unikālu zināšanu nesējs pacientam, tev būs vieglāk runāt par naudu. Izrakstīt izmeklēšanu un ārstēšanu atbilstoši klīniskajai situācijai, nevis pamatojoties uz paredzamo naudas summu pacienta kabatā. Tu joprojām kļūdīsies! Kur atrast naudu ārstēšanai, tas nav jūsu jautājums. Šim nolūkam ir jēdzieni pakāpeniska ārstēšana, nomaksa uc (skat. 10. noteikumu "Cieniet pacienta naudu").

PRAKTIKUMS

Darba dienas beigās analizējiet savu emocionālo stāvokli. Vai jūtaties nedaudz noguris un apmierināts vai kā izspiests citrons? Kāpēc?

2. nodaļa
Cieņa

7. noteikums: Izturieties pret pacientu kā pret partneri

Ar ko tavas profesionālās prasmes un zināšanas atšķiras no ārsta, teiksim, tuvējās klīnikas prasmēm un zināšanām? Jūs esat pieredzējis, daudz lasāt un mācāties. Un viņš?

Patiesībā visiem ir vienādas kompetences. Lielā medicīniskā ilūzija ir tāda, ka pacienti "dodas pie ārsta", un viņiem ir vienalga, kur viņš viņu redz, pat pagrabā, vai cik ilgi viņam jāgaida rindā. Kādām unikālām prasmēm vajadzētu būt ārstam? Atgriezies uz zemes! Pacients dodas pie ārsta savā klīnikā, kur visi (administrators, ārsts, medmāsa, atbalsta vadītājs) strādā kā viena komanda, kur viņus gaida un zina, kur viņš ir drošībā, kur viņam palīdzēs.

Labs ārsts pacientam ir nevis tas, kurš daudz zina un var, bet gan tas, kurš pret viņu izturas ar cieņu un iejūtību. Tātad, pat ja ārsts ir pat gudrs, ja viņš ir nepieklājīgs, necienīgs un neprot klausīties, pacients atradīs citu, jo ir izvēle.

Cilvēkiem ir jājūtas novērtētiem. Sniedzot kādam iemeslu justies svarīgam, jūs sniedzat cilvēkam milzīgu dāvanu. Atbildot uz to, viņš ir gatavs jums sekot līdz pat pasaules galam, un tas ir tas, kas jums ir nepieciešams - lojalitāte un ziedošanās. Vai ne?

Pat viskaitinošākajiem cilvēkiem jājūtas svarīgiem. Ar savu negatīvo rīcību viņi tikai vēlas piesaistīt uzmanību. Apmieriniet viņu vajadzību - pievērsiet uzmanību, un viņi ir jūsu. Nedaliet cilvēkus labajos un sliktajos. Neizvēlies, kuru cienāt un kuru nē. Neapspriediet un nespriediet. Jūs joprojām kļūdīsities.

Dzīve lielākoties ir uztveres jautājums, un bieži vien tā ir nepareiza.

D. Logans

Mēs cenšamies likt cilvēkam paraugu un bieži vien izdarām pārsteidzīgus secinājumus. Tas, kas jau ir zināms par cilvēku, bieži vien bloķē to, kas jāapgūst. Turklāt mēs maldīgi domājam, ka pacienta pirmais iespaids un uztvere ir balstīta uz loģiku. Patiesība tie ir balstīti uz aizspriedumiem, spekulācijām un pieredzi. Mēs jau iepriekš tiekam galā ar personāžu, nevis konkrētu cilvēku, un klausāmies viņā, pagriežot vārdus atbilstoši mūsu priekšstatiem.

Mani pārsteidza fakts, ka pieņemšanas laikā ārsti 90% gadījumu izvērtē pacienta izskatu, tādējādi savācot pierādījumus par viņa maksātspēju. Viņi jau pirmajā tikšanās minūtē izdara secinājumus, un tad izlemj, ko darīt: ieguldīt savu morālo spēku vai klausīties ar pusi ausi, nosakot, vai medicīniskā situācija ir akūta vai nē, nekas vairāk.

Šī ir veidņu domāšana!

Nez kāpēc mēs aizmirstam, ka cilvēkiem ir dažādas vērtības, un tas ne vienmēr ir zīmola apģērbs vai cienījama automašīna. Ir tādi, kas ir apsēsti ar veselību vai vēlmi radīt bērnus. To nav iespējams saprast no pirmās minūtes. Dzimums, vecums, tautība, sociālais statuss, seksuālā orientācija – visam galvā ir veidnes. Ir ļoti viegli tikt maldinātam!

Ko jūs domājat par šo filozofiju: "Mūsu pacienti ir mūsu skolotāji"? Jo vairāk pacientu mēs izietam cauri, jo lielāku profesionālo pieredzi un pieredzi efektīvā komunikācijā mēs iegūstam, kas nozīmē, ka ar katru dienu kļūstam veiksmīgāki.

Esiet gudri, domājiet par biznesu un izturieties pret pacientu kā pret partneri.

8. noteikums. Nododiet pacientu no rokas rokā

Tas ir viens no galvenajiem principiem **izrādot cieņu** visos pacienta uzturēšanās klīnikā posmos.

Kā jūs jūtaties, kad esat viens nezināmā istabā ar svešiniekiem? Bailes? Trauksme? To pašu pacients piedzīvo, ieejot medicīnas iestādē un gaidot vizīti pie ārsta. Ir arī bažas par savu veselību un nākotni.

Personāla vienaldzība, vizīšu kavēšanās, personiskas antipātijas un citi iracionāli faktori var nospēlēt galveno lomu pacienta lēmumā palikt pie šī ārsta konkrētajā klīnikā vai meklēt vietu ar vērīgāku attieksmi. Jo nopietnāks lēmums, jo uzmanīgāks ir pacients. Pakalpojumu augstās izmaksas un bailes pieļaut publisku kļūdu ir daži no galvenajiem faktoriem, kas palielina piesardzību.

Kā panākt, lai ar reklāmām un ieteikumiem pārvilinātais pacients visu uzturēšanās laiku klīnikā justos droši un būtu mierīgā psiholoģiskā stāvoklī? Tas ir ļoti vienkārši: saprotiet to **pacients ir viesis**, un attiecīgi izturieties pret to.

Kā jūs sveicat viesi? Vismaz jūs precīzi zināt, kā viņu sauc, noteikti pasveiciniet viņu, kad viņu satiekat, nelieciet viņu vienu, lai viņam būtu garlaicīgi, neļaujiet viņam justies vientuļam un, iespējams, palutiniet viņu ar kaut ko, kas viņam patīk. Klīnikā tas pats. Pacients nedrīkst justies apmaldījies un vientuļš. Viņam jāredz, ka viņi viņu gaida, pazīst, viņš ir laipni gaidīts visos uzturēšanās posmos, visos saskarsmes punktos ar personālu.

Lai to panāktu, uzņēmumam ir jāpiemēro princips **pacienta pārvietošana no rokas uz roku**: no administratora līdz ārstam, no ārsta līdz medmāsai, no medmāsas līdz atbalsta vadītājam, no ārsta pie cita ārsta. Tam visam vajadzētu būt **"ieslēgts" uzņēmuma biznesa procesos un jābūt saprotamam visiem darbiniekiem**.

Jebkurš cilvēks, redzot šādu attieksmi pret sevi, teiks: "Viņi mani gaida! Mani pavada! Esmu drošībā. Es saprotu, kas notiek un kas notiks tālāk. Esmu labās rokās! Es vienmēr varu lūgt palīdzību. Es izdarīju pareizo izvēli! Es uzticos klīnikai un ārstam!"

Vai jūs nododat savus pacientus no rokas rokā?

Noteikums 9. Cieniet pacienta laiku

Mums nav tiesību pārvaldīt pacienta laiku. Tas nav mūsu resurss. Tāpēc **laikus sākt un beigt tikšanos ir nesatricināms princips**.

Pacienti plāno savu laiku. Šim nolūkam ir tikšanās un stingri atvēlēts tikšanās laiks, kas jāievēro. Ja jums nav laika, norunājiet pēcpārbaudes vizīti vai pārsūtiet pacientu pie kolēģi.

Zobārsti ir iemācījušies kontrolēt laiku un saistīt to ar ārstēšanai nepieciešamo laiku ("Šodien mums būs laiks tikt galā tikai ar vienu zobu, pārējos nākamreiz"). Grūtāk ir ar citu specialitāšu ārstiem. It īpaši, ja speciālists tikko atnācis no pilsētas klīnikas, kur rinda ir norma.

Pirmkārt, **iemācieties pārvaldīt savu tikšanās laiku** (skatiet nodaļu "Izgatavojamība"), lai būtu laiks izdarīt visu nepieciešamo bez kavēšanās un pārklāšanās. Varat ierakstīt pakāpeniski: vispirms aizpildiet katras jaunas stundas pirmo pusstundu un pēc tam ierakstiet atlikušajos "logos".

Bet ko darīt, ja jūsu apmeklējums izrādās pacients ar smagu patoloģiju vai jums ir ārkārtas situācija?

Pārbaudiet grafiku. Iespējams, ka nākamās tikšanās nav - un jūs varēsiet pacientam veltīt papildu laiku.

Par saņemšanas kavēšanos paziņot administratoram, un viņam jābrīdina pacients, kurš ir gaidīšanas (un, starp citu, satraukuma) stāvoklī. Mēs visi esam cilvēki un labi saprotam, ka jebkurā brīdī varam nonākt neatliekamās palīdzības pacienta vietā.

Gaidīšanas stāvoklī laiks rit daudz lēnāk. Kad rindā sēdošajiem cilvēkiem jautāja, cik ilgi viņi jūtas gaidījuši, ziņotais laiks bija trīs reizes ilgāks par faktisko laiku! Psihologi saka, ka cilvēkam, kurš gaida, rodas domas par to, ka nav piemēroti atrasties noteiktā vietā. Viņš vēlas aizbēgt, jo šķiet, ka viņš ir gaidījis mūžīgi, un šo dārgo laiku varētu izmantot efektīvāk.

Galvenais šajā brīdī ir **sniegt informāciju pacientam**. Viņam jāzina, kas notiek un cik ilgi jāgaida. Ja tas nav izdarīts, gaidīšanas un sajūsmas "sasildīts" pacients neuztvers to, ko tu viņam saki reģistratūrā, pat ja viņš būs pacietīgs un gaidīs uzaicinājumu uz kabinetu. Šāda pieņemšana būs formāla.

Ja gaidāma turpmāka kavēšanās, **brīdiniet pacientu**. Pārcelt to pie cita ārsta vai piedāvāt jaunu pieņemšanas laiku, vienojoties par finansiālu atlīdzību. Jūsu reputācija un pacienta laiks ir svarīgāki par vienreiz nopelnīto naudu.

Otrkārt, **ietaupiet pacienta laiku papildu apmeklējumos klīnikā**. Uzaiciniet viņu nekavējoties veikt visus testus un nogādāt viņu ārstniecības telpā. Ja nepieciešams veikt ultraskaņu, EKG vai konsultēties ar speciālistu, atrodiet iespēju to izdarīt šeit un tagad. Tā pacients neapmaldīsies un racionāli izmantos klīnikā pavadīto laiku. Un laiks ir nauda!

Treškārt, **mutisku konsultāciju pārcelšana uz Skype**. Piedāvājiet pacientam iepriekš samaksāt par attālināto konsultāciju un veikt to noteiktajā laikā atbilstoši tehnoloģiju principiem un, protams, mērķa sasniegšanai.

PRAKTIKUMS

Analizējiet, kā jūs kontrolējat tikšanās laiku.

Ņemot vērā to, ka jums nav laika, lai izpildītu atvēlēto laiku, kādas darbības jūs veicat?

10. noteikums. Cieniet pacienta naudu

Vārds "ārsts" cēlies no vārda "melot". Vecajās dienās šim darbības vārdam nebija negatīvas nozīmes, tas nozīmēja "runāt", "stāstīt", "apburt". Tas ir zināms fakts, taču tam nevajadzētu attiekties uz sarunām par naudu ar pacientu.

Medicīniskie pakalpojumi nav lēti. Daudzi ir spiesti atlikt ārsta apmeklējumu, ārstēšanu vai operāciju sarežģītās finansiālās situācijas dēļ. Noteikti jūs saskaraties ar faktu, ka tikšanās laikā pacienti nekavējoties nepieņem lēmumu par izmeklēšanu vai ārstēšanu. Viņiem ir nepieciešams padoms mājās, īpaši, ja gaidāmās ārstēšanas izmaksas ir vairāk nekā 10% no ģimenes budžeta. Vienmēr ir, ko tērēt naudai, tāpēc tik lieliem izdevumiem bieži nepieciešams ģimenes padomes apstiprinājums.

Ārstu pienākums ir būt godīgiem pret pacientiem gaidāmās izmeklēšanas vai ārstēšanas apjoma ziņā. Pacientam ir jāiesniedz priekšstats par laiku un izmaksām, lai varētu paredzēt savus izdevumus.

Tas ir profesionāls noziegums, ja pacientam tiek veikta nepietiekama pārbaude un tādējādi palielināta komplikāciju vai recidīvu iespējamība, jo jums šķita, ka viņam nav naudas, vai arī jūs domājāt, ka summa viņam neatbilst. Neļaujiet pacientam ar jums manipulēt, jo viņa uzdevums ir gūt maksimālu labumu ar minimālu ieguldījumu. Tas var izraisīt kļūdu, tostarp medicīnisku kļūdu.

Pacients ieradās pie jums, kas nozīmē, ka viņš jums uzticas un gaida palīdzību. Veselība viņam ir vērtība, un viņš ir gatavs par to maksāt. Dažkārt ārsts baidās minēt kopējās ārstēšanas izmaksas, jo viņam tās šķiet augstas, un rauj kaķi aiz astes ("Vispirms izmeklēs, tad redzēs…"). Atkal veidņu domāšana. Kā zināt, vai pacientam tas ir dārgi vai nē? Savukārt pacients šo situāciju uztver kā nebeidzamu naudas aizplūšanu.

Neskaiti naudu svešā kabatā. Izpildi savu profesionālo pienākumu. Nauda ir sekundāra.

Kādus finansiālus risinājumus ārsts var piedāvāt pacientam, lai visas receptes izpildītu, nekaitējot medicīniskās palīdzības kvalitātei?

• Sadaliet diagnostiku un ārstēšanu posmos, plānojiet tos atbilstoši termiņiem, lai izveidotu ikmēneša ārstēšanas budžetu.

• Izmantojiet kompleksos pakalpojumus, pakalpojumu "Personālā medicīna" ar īpašu izmaksu nosacījumu (atlaidēm) nodrošināšanu.

• Saņemt pakalpojumus uz nomaksu, kredītu.

• Ietaupiet līdz 30% no medicīnisko pakalpojumu izmaksām, iesniedzot dokumentus nodokļu atskaitīšanai.

• Izmantojiet bonusu programmas priekšrocības.

Ārsta uzdevums ir informēt pacientu un saņemt piekrišanu. Nekautrējies runāt par naudu. Jūs esat galvenais sarunu vedējs. Pārvaldniekam pacienta acīs ir daudz mazāka autoritāte, tāpēc neuzvelciet šo atbildību viņam. Šī ir jūsu atbildības joma.

Neaizmirstiet arī par citiem pacienta taupīšanas līdzekļiem – medicīniskajiem. Seksuālā partnera tūlītēja ārstēšana recidīvu novēršanai, nepieciešamība veikt regulāras profilaktiskās apskates, recidīvu profilaktiskās ārstēšanas kursi - pastāstiet pacientam par šīm iespējām un redziet acīs pateicību par cieņpilno attieksmi pret savu naudu, ko, tāpat kā jūs, dara. nenokrīt no debesīm.

PRAKTIKUMS

Vai uzvelc pacienta "finanšu" kreklu vai spēj objektīvi pasniegt informāciju par ārstēšanās izmaksām?

11. noteikums. Cieniet sevi un savus kolēģus

Cieņa pret kolēģiem ir acīmredzams un pašsaprotams noteikums. Bet, diemžēl, tas bieži tiek aizmirsts. "Kur tu dabūji tādu diagnozi? Kas tevi ārstēja?" – kaut ko tādu var dzirdēt visu laiku.

Kā pacients jūtas šajā brīdī? No vienas puses, es uztraucos par savu veselību. Viņa galvā sāk rosīties domas par izšķērdētu laiku un naudu. Pēc tam pacients vairs nevar adekvāti novērtēt situāciju un uztvert ārsta ieteikumus. Turklāt viņa priekšā esošais ārsts ir sliktu ziņu nesējs, un no šādiem cilvēkiem izvairās.

No otras puses, ir neuzticības sajūta. Pacients redz, dzird, jūt tavu attieksmi pret kolēģiem un, protams, visu projicē uz sevi. Kā jūs jūtaties pret viņu? Tas pats, kas ar kolēģiem ārstiem? Vai tu viņu cieni vai skaties uz viņu no augšas?

Tā visa ir psiholoģija! Esiet uzmanīgi ar saviem izteikumiem. Vēloties iegūt autoritāti pacienta acīs (iedomātu un īslaicīgu), jūs riskējat to zaudēt uz visiem laikiem.

Cits jautājums ir, kad jūs sakāt pacientam: "**ES iesaku** Ivanova Anastasija Vladimirovna - viena no labākajām pilsētas ārstiem. Starp citu, viņa viņu redz mūsu klīnikā.

Kas slēpjas šajā frāzē? Kā pacients to dzird? "Ārsts rūpējas par mani, manu veselību, manu nākotni. Ārsts ietaupa man laiku un nodod mani labās rokās. Viņi mani ciena." Šāds pacients paliks ar jums mūžīgi. Anastasijas Vladimirovnas pieņemšanā viņš droši vien teiks, ka viņu ieteica Nikolajs Sergejevičs. Un tad tikai Anastasijas Vladimirovnas pateicība Nikolajam Sergejevičam un aizvainojums nosūtīto pacientu veidā. Izplatīšana!

Starp citu, kā jūs jūtaties pret pacientu malumedniecību? Cik jauki, kad pie tevis nāk pacients no cita ārsta, un cik sarūgtinoši, kad "tavējais" dodas pie cita.

Pasaulē ir 7 miljardi cilvēku. Nav iespējams izpatikt visiem, tāpēc neuztraucieties. Rūpējieties par tiem, kas pastāv.

Padomā par biznesu!

Noteikums 12. Atbalstiet pacientu

Ārstēšana nav pati patīkamākā procedūra, pat ja tā ir kosmētiska. Tāpēc ir svarīgi, lai ārsts kā partneris **psiholoģiski atbalstīja pacientu, stiprināja viņa drošības sajūtu un uzticēšanos**. Tajā pašā laikā no ārsta nekas pārdabisks netiek prasīts. Jums vienkārši jāievēro daži noteikumi.

• **Nodrošiniet savas personīgās telpas drošību.** Ievērojiet 0,8–1 metra distanci, bet neejiet prom. Pieņemšanas laikā slēgt durvis un neļaut nevienam ienākt kabinetā, izņemot gadījumus, kad tas ir nepieciešams (šajā gadījumā ienākošajam par savu ierašanos iepriekš jāpaziņo ārstam un jāsaņem tam piekrišana). Paskaties aiz ekrāna. Pārbaudot krēslā vai veicot ultraskaņas izmeklēšanu, pārklājiet pacientu ar salveti.

• **Nodrošiniet "savienojumu".** Uzmanīgi klausieties, piekrītiet, nepārtrauciet, nestrīdieties, lietojiet vietniekvārdu "mēs", kas nozīmē, ka jūs un pacients ārstēšanas ceļojumu veiksiet kopā kā partneri. Neļaujiet sevi novērst, aizpildot medicīnisko ierakstu (tikai tad, ja dialoga laikā veicat īsas piezīmes) vai zvanot mobilajā telefonā. Esi šeit un tagad, periodiski interesējies par stāvokli, pasakot frāzi "Kā jūties?", atbalsti ar vārdiem "Neuztraucies!", "Viss kārtībā!".

• **Sniedziet informāciju.** Komentējiet savas darbības un plānus katrā mijiedarbības posmā ar pacientu. "Tagad taisīsim ultraskaņas izmeklējumu, jāizslēdz iekaisums", "skatu, ka dzemde ir normāla izmēra, nav veidojumu..." utt.

• **Sniedziet atsauksmes tikšanās laikā un pēc tās.** Noskaidrojiet, vai viss ir skaidrs, kādi jautājumi paliek, kādas ir šaubas.

Lai sniegtu atsauksmes pacientiem pēc pieraksta, varat izmantot veidlapu Jautājumi un atbildes vietnē. Tomēr tas nav labākais veids, kā uzturēt attiecības. Parasti šie jautājumi pacientam ir tik "karsti" (kā lietot zāles, ko darīt, ja...), ka labāk izmantot mobilākus saziņas veidus - WhatsApp, Viber vai SMS. Galvenais, neaizmirstiet iepriekš informēt pacientu, cikos varat viņam atbildēt, teiksim, no 14:00 līdz 15:00. Tas ir svarīgi, lai organizētu savu un pacienta darba dienu.

Neaizmirstiet piezvanīt pacientiem pēc operācijām un manipulācijām un pajautāt par viņu pašsajūtu. Tā tu izrādīsi ne tikai cieņu, bet arī psiholoģisku atbalstu. Pēc tam pacients, viņa radinieki un draugi uz visiem laikiem pieder jums.

Šeit tas ir - no mutes mutē!

13. noteikums. Iemācieties atbildēt uz vietnes jautājumiem

Atbildēšana uz jautājumiem vietnē ir visizplatītākā saziņas metode **ar potenciālo pacientu**. Tomēr ārsti pret viņu izturas atšķirīgi. Daži to uztver kā papildu slogu un atbild formāli: "Labdien! Jums jāierodas uz tikšanos ar savām sūdzībām. Gaida tevi..." Citi šajā saziņas metodē saskata lielas iespējas ilgām un produktīvām attiecībām. Kāds ir nolūks atbildēt uz jautājumiem no vietnes? Protams, tie ietekmē uzņēmuma un ārsta reputāciju. Pragmatiskāka iespēja ir sarunāt tikšanos.

Ja vēlaties, lai uz jūsu vizīti ierastos "silts" primārais pacients ar sevī iesakņojušos uzticību, jau iepriekš ir smagi jāstrādā.

Izmantojiet tālāk sniegtos norādījumus, lai tiešsaistē atbildētu uz jautājumiem.

- **Atbildiet ne vēlāk kā 12 stundu laikā no jautājuma ievietošanas brīža.** Nav noslēpums, ka pacienti raksta vairākās vietnēs vienlaikus. Kurš ārsts atbildēs pirmais, tas saņems kredītu. Pēc nedēļas cilvēkam, kurš, tavuprāt, uzdeva stulbu jautājumu (piemēram: "Ko darīt, ja ir nieze?"), atbilde vairs nav vajadzīga. Jūs tikai zaudēsiet laiku, un pacients dosies pie cita ārsta.

• **Personalizējiet savu atbildi.** "Dārgā Tatjana Sergejevna!.." - sarakstē minētais vārds vienmēr rada draudzīgu noskaņojumu, un jūs veidojat uzticamas attiecības. Beigās neaizmirstiet pateikties man par interesanto jautājumu.

• **Nesteidzieties, lai sniegtu informāciju.** Atcerieties racionalitātes principu. Jautājiet pacientam testa rezultātus, fotogrāfijas pirms un pēc procedūras utt. Uzdodiet precizējošus jautājumus, piemēram: "Kad pēdējo reizi veicāt TSH hormona testu? Ja jums ir rezultāti, lūdzu, skenējiet. Jautājiet visu, ko uzskatāt par vajadzīgu. Tas palīdzēs atrisināt pacienta problēmu, kā arī ļaus jums labāk viņu iepazīt un veidot komunikāciju.

• **Atcerieties trīs pieskārienu likumu.** Pirms neuzticības ledus izkusīs, jābūt vismaz trim emocionāli pozitīviem kontaktiem. To var izdarīt tiešsaistē, ne vienmēr klātienē.

• **Atbildiet jēgpilnā veidā, kas attiecas uz pacientu.** Jūs esat savācis visu nepieciešamo informāciju, pacients nepacietīgi gaida atbildi, un šobrīd pēdējais, ko viņš vēlas, ir saņemt vilšanās vēstuli ar vārdiem: "Es neko nevaru pateikt. Nepieciešama klātienes konsultācija." Atcerieties, ka atbildei nav jābūt formālai.

• **Atbildei ir jāparāda ārsta kompetence.** Lai to izdarītu, vēstulē varat atsaukties uz pacienta materiāliem, kurus viņš iepriekš nosūtījis, komentēt tos, atsaukties uz savu pieredzi, pasaules praksi. Piemēram, rakstiet šādi: "Dārgā Irina Anatoljevna! Vēlreiz paldies par uzticību mūsu klīnikai un man personīgi! Izanalizējot Jūsu pētījuma rezultātus, varu teikt, ka... Kā likums, tas ir saistīts ar... Savas 10 gadu darba pieredzes laikā ne reizi vien ir nācies saskarties ar līdzīgiem gadījumiem. Es domāju, ka labākais risinājums jums ir šāds..."

• **Atbildei uz jautājumu par izmaksām vienmēr jābūt detalizētai.** Piemēram: "Šīs operācijas izmaksas ir 50 000 rubļu, ieskaitot anestēziju, uzturēšanos palātā, kopšanu un nepieciešamo pēcoperācijas ārstēšanu." Jūs nevarat rakstīt: "Mūsu klīnikā operācija maksā 50 000 rubļu." Šī atbilde nedod priekšstatu par to, vai tas ir daudz vai maz, salīdzinot ar citām klīnikām.

- **Atbildei jāatstāj nepieciešamība apmeklēt klīniku.** To var izdarīt, izmantojot dažādus ieganstus. Piemēram, ja neveicat pacientam nepieciešamo operāciju, piedāvājiet veikt pārbaudes klīnikā. Ja pacientam nepieciešams speciālista padoms, iesakiet citu ārstu vai klīniku un norādiet koordinātes. Ja fiziski nevarat palīdzēt pacientam, palīdziet ar ieteikumiem.

- **Atbildiet uz jautājumiem līdz būtībai.** Ja jums jautā, kādas metodes tiek izmantotas konkrētas slimības ārstēšanai, jums nav jāraksta par to izmaksām. Ja cilvēku interesē, vai viņa pārbaude ir laba, viņam nav jāstāsta, kā nokļūt klīnikā. Tas nepadarīs jūs kompetentāku.

- **Negaidiet, kamēr pacients norunās tikšanos.** Dariet to viņa vietā vai jautājiet atbalsta vadītājam. Labāk, ja tas notiek uzreiz pēc trešās vēstules – tajā pašā dienā (protams, ja situācija neprasa steidzamu risinājumu).

- **Apsveriet vienu faktoru:** pacienti, paredzot, kāpēc viņiem mājaslapas "Jautājumi un atbilžu" lapā tiek prasīts tālruņa numurs, bieži to apzināti maina.

Mazie padomi. Netērējiet savu dārgo laiku, atbildot uz pacientiem, kuri noteikti nenorunās ar jums tikšanos, piemēram, ja viņi ir no citām valstīm vai attāliem reģioniem. Šādi pacienti vienkārši savāks noderīgu informāciju un ieradīsies pie cita ārsta uz pieņemšanu.

Turpiniet sazināties ar pacientu tiešsaistē, ja tas viņam ir ērti. Pabeidzot korespondenci, varat nosūtīt personalizētu pateicības vēstuli par interesi par uzņēmumu un izsniegt sertifikātu par pakalpojumu vai īpašiem diagnostikas vai ārstēšanas nosacījumiem. Tādā veidā, starp citu, jūs varat novērtēt šī kanāla efektivitāti klīnikas un ārsta pakalpojumu popularizēšanā. Lai paātrinātu procesu, pacientam var lūgt tērzēt, izmantojot messenger, vai arī lūgt samaksāt par Skype konsultāciju vietnē un konsultēties ar viņu "aci pret aci".

PRAKTIKUMS

> Pierakstiet tiešsaistes konsultācijas noteikumus. Analizējiet,
> vai vienmēr tos ievērojat.

14. noteikums: izskaties veiksmīgi

Psihologi saka, ka iespaids par cilvēku veidojas **pirmajās sekundēs pēc tikšanās**, un ar sekojošu saziņu tas tikai pastiprinās. Turklāt pirmo iespaidu veido 55% vizuālā un 45% dzirdes uztvere, 7% attiecas uz runas saturu un 38% intonāciju, ieskaitot balss tembru un skaļumu, kā arī runas tempu.

Pirmajā iespaidā ne katrs cilvēks mums ir pievilcīgs. Mēs vēlamies sazināties ar koptiem, skaistiem, izglītotiem, veiksmīgiem cilvēkiem, jo mēs vēlamies būt saistīti ar viņiem. Tas notiek zemapziņas līmenī. No diviem profesionāli līdzvērtīgiem speciālistiem uzvar tas, kurš labi izskatās.

Kas ir svarīgi pozitīvai ārsta redzes un dzirdes uztverei?

Pirmkārt, **medicīniskā apģērba kods**.

Precizitāte un atturība ir galvenie medicīnas stila veidošanas principi. Koptas rokas, glīts matu griezums, izgludināts halāts – tas viss veido pareizo ārsta tēlu. Protams, dažreiz gribas izrādīt jaunus auskarus vai gredzenu, bet nē: tas nav biznesa stils. Sieviešu medicīniskais apģērbs var glaimot jūsu figūru. Halātam jābūt līdz ceļgalam vai par plaukstu garākam. Lai gan saskaņā ar biznesa apģērba kodu ir atļauts garums tieši zem ceļgala. Zem halāta jābūt drēbēm - gaišām biksēm, kleitai. Ir atļauti slēgti, medicīniskie apavi, klusie papēži 5–6 cm augsti un bez sandales.

Frizūra nav apjomīga, grims ir blāvs. Sviedru smaka vai slikta elpa ir nepieņemama. No ļoti mākslinieciska manikīra būs jāatvadās. Tas nav paredzēts ārstniecības iestādei un neatbilst sanitārajiem un epidemioloģiskajiem noteikumiem. Pacienti, starp citu, baidās, ka viņiem nodara pāri, bet par to skaļi nerunā. Medicīnas iestādēs ir atļauts veikt diskrētu monohromatisku manikīru. Pievērsiet uzmanību medicīniskajām lakām - skaistas un aseptiskas.

Vīriešu apģērba kods ir vienkāršāks. Operāciju zālē - tradicionālais medicīnas tērps, bet, ja vēlaties, pieņemšanu var veikt parastās biksēs un kreklā. Un bez pīrsingu!

Otrkārt, **poza, gaita un žesti**.

Izcila poza ir pārliecības pazīme, un pārliecība ir ārsta autoritātes un biznesa tēla sastāvdaļa. Turklāt stāja ietekmē balss tembru. Tas kļūst dziļāks. Un uzvalks daudz labāk pieguļ cilvēkam ar labu stāju. Atcerieties, kā ortopēdi novērtē stāju un veic pārbaudi. Nostājieties pret sienu, secīgi sajūtiet to ar pakausi, lāpstiņām, sēžamvietu, ikriem un, visbeidzot, papēžiem, pēc tam virzieties prom. Jūsu poza ir pareiza, ja varat viegli veikt šo testu vairākas reizes.

Gaitai jābūt pārliecinātai un izmērītai, galvai jābūt taisnai: leņķim starp zodu un krūtīm jābūt vismaz 90 grādiem. Uzmanīgi palūkojoties uz cilvēkiem, jūs atklāsiet, ka pusei no viņiem ir nolaists zods, bet dažiem zods ir pacelts, un tā ir augstprātības pazīme.

Pievērsiet uzmanību žestiem. Žestu trūkums vai tā pārmērība nepavisam neliecina par pārliecību. Žestiem jābūt rumpja platumā. Aizliegti žesti: rokas priekšā ar paceltiem pleciem (kā medicīniskajā pārbaudē), rokas aizmugurē (priekšnieces poza), rokas sakrustotas uz krūtīm (tirgotājas poza), abas rokas kabatās (dandy poza).

Kur vajadzētu likt rokas sarunas laikā? Pirmkārt, jūs varat paņemt kādu priekšmetu (pildspalvu, fonendoskopu) rokā. Otrkārt, rokas var nolaist ar saliktiem pirkstiem (protams, ne dūrēs). Treškārt, turiet rokas krūšu līmenī, saliekot pirkstus. Visbeidzot, atvērtākais un demokrātiskākais veids ir izmantot piedāvājuma žestus (rumpja līmenī).

Trešķārt, **runas ātrums, tembrs un balss skaļums**.

Ar ideālu komunikāciju pirmais posms ietver pielāgošanos pacienta runas tempam un tā kopēšanu labākai uztverei. Tad temps pielāgojas savam režīmam – mērenam un mierīgam. Lēna, izstiepta runa ir kaitinoša (īpaši holēriskiem pacientiem ir grūti uztvert jaukšanu); Kāds ir optimālais runas ātrums? Tas, ko izmanto prezidenti. Atcerieties viņu priekšnesumus. Viņu runas ātrums ir vērsts uz vidusmēra cilvēka uztveri. Teikums - pauze, teikums - pauze. Vienkārši nokopējiet.

Protams, daba katru ir apbalvojusi ar savu balss tembru. Laimējas tiem, kam tas ir samtains un dziļš, bet kā ar pārējiem? Pirmkārt, vērojiet runas tempu. Tas var kompensēt tembra trūkumus. Noteikti uzraugiet savu stāju un atcerieties smēķēšanas un liekā svara ietekmi. Ārsts, kuram trūkst elpas, diez vai pārliecinās pacientu par veselīga dzīvesveida nepieciešamību.

Skatieties savas balss skaļumu. Lielākā daļa ārstu teiks, ka tam vajadzētu būt vidējam. Pa labi! Bet cik bieži jūs novērojat, kad ārsts izskrien vai uz emociju viļņa ieskrien kabinetā un sāk runāt paceltā balsī, dažreiz tieši pacienta priekšā. Beidziet, tas nepieliks punktus jūsu reputācijai.

PRAKTIKUMS

Novērtējiet sevi kā ārstu ekspertu, pamatojoties uz šādiem parametriem: izskats, balss tembrs un skaļums, izmērīta runa, poza, žesti, draudzīgs skatiens, smaids. Vai jūs iedvesmojat pārliecību par sevi?

15. noteikums. Parādiet savus sasniegumus

Tas ir lielisks, neuzkrītošs veids, kā vairot pārliecību.

Piemēram, ļaujiet man jūs iepazīstināt. Kontaktu centru operatoriem un administratoriem ir skaidri jāzina jūsu akreditācijas dati un profesionālā pieredze. Tie ir pirmā kontakta līnija, jūsu sabiedrotie un pārstāvji ar pacientu. Ļaujiet viņiem pateikt, piemēram, šādu frāzi: "Es varu jums piedāvāt tikšanos ar Jeļenu Vitāljevnu, **viņai ir 15 gadu pieredze un veikta vairāk nekā 2000 veiksmīgu operāciju**" Ja vietnē un klīnikā šo informāciju atbalsta papildu atribūti - fotogrāfijas pirms un pēc operācijas, atsauksmes, ārsta portrets pie sienas zālē ar uzvaru sarakstu, esiet drošs, ka tas būs dziļi iestrādāts pacienta galvā, un pēc operācijas viņš draugiem pateiks: "Jā, man bija operācija ar Jeļenu Vitāljevnu. Viņai ir 15 gadu pieredze, un viņa ir veikusi vairāk nekā 2000 veiksmīgu operāciju.

Uzvārds, vārds, tēva vārds, darba pieredze, tituls (amats), kategorija, veikto operāciju skaits (dzimušie bērni, pacientu skaits u.c.) - šāda vizītkarte būs labs palīgs ārstam. Parādiet savus diplomus un sertifikātus. Jūs tos nopelnījāt godīgi, ļaujiet viņiem strādāt jūsu labā.

Uzrakstiet savus akreditācijas datus uz nozīmītes vai vizītkartes, pat ja to ir maz vai tie šķiet nenozīmīgi. Lai rakstītu ne tikai "Petrova Valentīna Jurjevna, kosmetoloģe", bet "Petrova Valentīna Jurjevna, **kosmetologs, mezoterapijas speciālists**" Neesiet pieticīgi!

Darbvirsmā atrodiet vietu fotoattēlam no konferences, kurā runājat ar slaveniem cilvēkiem. Izmantojiet veidlapas, aploksnes, receptes un personalizētu ārsta zīmogu, vēlams divkrāsu. Sociālajos tīklos kā iemiesojumu publicējiet fotoattēlu, kurā esat redzams medicīnas halātā vai sava uzņēmuma logotipu. Izmantojiet firmas korporatīvo parakstu e-pastos. Saglabājiet pieejamus noderīgus pacientu informācijas materiālus ar jūsu vārdu. Lai iegūtu vislabāko iespaidu, tie ir jāsagatavo profesionālam žurnālistam un jāizstrādā kvalificētam dizaineram.

Ir vairākas citas lietas, kas var atstāt iespaidu uz pacientu. Tas ir nepieciešams, lai radītu izpratni par ārstēšanas nozīmi un vērtību jums.

Kādas vēl idejas jums ir?

PRAKTIKUMS

> Izveidojiet mini prezentāciju par sevi: uzvārds, vārds, uzvārds, specialitāte un specializācija, kuru mācību iestādi esat beidzis, darba pieredze, zinātniskais nosaukums, zinātniskie raksti un grāmatas, veiksmīgo operāciju/ pateicīgo pacientu/piedzimušo bērnu skaits u.c. .

16. noteikums. Sagatavojieties biznesam

No vienas puses, veiksmīgs ārsts asociējas ar cienījamu izskatu un ērtu kabinetu, no otras – ar draudzīgumu un atvērtību. **Pozitīva enerģija ir iekšējā spēka, attieksmes pret dzīvi un panākumu rādītājs.** Tādā veidā mēs iekarojam cilvēkus un sniedzam iespēju atklāt viņu intīmākās lietas, veidojot siltas, uzticības pilnas attiecības.

Centieties vienmēr būt labā garastāvoklī un būt gatavs palīdzēt pacientam. Atstājiet sliktas domas un neapmierinātību ārpus klīnikas.

Ikdienā iesaistieties biznesa domāšanā. Izklausās iedvesmojoši, bet kā to panākt?

Es iesaku izmantot šādas metodes.

Pirmkārt, **izdomā rituālu**.

Ieejot klīnikā un uzvelkot balto mēteli, atcerieties lomu, kuru spēlējat. Tā ir ārsta, ārsta, dziednieka loma. Visi šie vārdi ir vīrišķīgi un prasa vīrišķīgas īpašības darba vietā. Reģistratūrā nav sieviešu vai vīriešu. Tur ir **ārsts – atturīgs, konsekvents, pragmatisks, atbildīgs**. Atcerieties, ka esat uzņēmuma, tā korporatīvās kultūras un biznesa noteikumu pārstāvis. Jūs zināt, kā atdalīt kviešus no pelavām – cilvēks un jautājums, ko tagad risinat, spēj runāt faktu valodā. Izveidojiet acu kontaktu un demonstrējiet uzticību un labo gribu savā izskatā, runā un manierēs. Pārmērīgas emocijas būs traucēklis, tāpēc atstājiet tās mājās. Šis ir rituāls: uzvelciet medicīnisko halātu un kļūstiet par ārstu, novelciet halātu un mainiet savu tēlu.

Otrkārt, **no rīta palasi Berga "Noskaņojumu dienai"**..

Šī ir pozitīvo domu grāmata katrai dienai. "Žēlsirdības gaisma. Tas mums sniedz neskaitāmas atsāknēšanas reizes un bezgalīgas iespējas visu darīt vēlreiz. Mums vienmēr ir iespēja iesēt kādu pozitīvu sēklu, pat ja iepriekš nekas nebija rožains. Lasiet 5 minūtes no rīta, tas palīdzēs jums mīlēt, piedot un noskaņoties dzīvei no nulles.

Treškārt, **iemācīties meditēt**.

Meditācija atjauno saikni ar iekšējo pasauli, attīra prātu no muļķībām un negatīvisma. Meditēt var un vajag no rīta, pirms brokastīm, noskaņojot sevi jaunajai dienai, un vakarā četras stundas pirms gulētiešanas, lai atbrīvotos no dienas laikā uzkrātajām negatīvajām sajūtām. Meditācija ir tehnoloģija, ko var apgūt no grāmatām vai veicot pāris nodarbības. Tas ir aktīvi jāizmanto kā instruments sava veidošanai **pasaules bildes – krāsainas un iedvesmojošas**.

Ceturtkārt, **iemācies smaidīt**.

Piespiediet sevi to darīt. Pat ja jums ir slikts garastāvoklis, paceliet mutes kaktiņus, atdarinot smaidu. Tālāk noteikti acīs parādīsies dzirksts, un mākslīgais smaids pārvērtīsies par dabisku, sirsnīgu.

Piektkārt, **piespied sevi staigāt.**

Sliktas domas bieži parādās banālas hipoksijas rezultātā. Tāpēc izveidojiet ieradumu staigāt uz un no darba, pat ja ir auksts vai lietus. Tas palīdz izmest "dēmonus" no jūsu galvas.

Izmantojiet jebkuru tehniku un praktizējiet to nedēļu. Pēc tam pakāpeniski pievienojiet pa vienam un redziet, kā mainās jūsu dzīve, mainās jūsu attiecības ar pacientiem vai kolēģiem un palielinās jūsu honorāri.

Ja jūtat, ka šie ieteikumi nepalīdz noskaņoties pozitīvam noskaņojumam un raudzīties uz pasauli atvērtām acīm, ja neesat priecīgs redzēt savus kolēģus un pacientus vai arī viņi jūs kaitina, un katra darba diena ir "Murkšķa diena ", nepagariniet situāciju. Paņemiet atvaļinājumu!

PRAKTIKUMS

Izvēlieties rīta rituālu, lai no ieteiktajiem iegūtu lietišķu noskaņojumu. Vai arī izdomājiet savu. Noteikti dari to katru dienu!

17. noteikums. Mīlestības bezmaksas triki

Atcerieties, kad mēs runājām par šablonisku domāšanu un to, kā tā neļauj jums racionāli uztvert pasauli?

Rutīnas domāšana un emocionālā uztvere nereti izpaužas reklāmas pasākumos – nulles izmaksu pasākumos, kas tiek rīkoti atvērto durvju dienas ietvaros vai lai paplašinātu jaunu ārstu pacientu bāzi.

Pēc ārsta domām, pacients, kurš ierodas uz šādu pieņemšanu, ir brīvs. Pret viņu bieži izturas nicīgi. Tikai neliela daļa ārstu saprot, ka visi cilvēki pēc dabas ir slinki. Ja pacients piecēlās no dīvāna, atrada laiku un pierakstīja vizīti, tad kaut kas viņu patiešām traucē, un viņš interesējas par jums kā ārstu. Tāpēc **uzņemšana jāveic saskaņā ar standarta shēmu**: iedvesmot uzticību - uzdot situācijas, problemātiskus, izraujošus, virzošus jautājumus, pārbaudīt, piedāvāt problēmas risināšanas iespējas, atbildēt uz iebildumiem - nodrošināt saistības (skat. 18. noteikumu). Nav jājaucas. Praktizējiet tehniku pilnībā, nevis garāmejot.

Ir svarīgi to saprast un saprast **Pirmā tikšanās ir ievads. Tās mērķis ir nodrošināt apņemšanos tikties vēlreiz**. Ir bezjēdzīgi gaidīt, ka pacients izpildīs pavēles šeit un tagad. Starp jums vēl nav uzticības. Pacients vēl nav gatavs tērēt naudu, viņš nav novērtējis jūsu uzticamību. Viņam jākonsultējas ar ģimeni un draugiem, jo jautājums ir par naudu. No pirmās tikšanās līdz lielas summas iemaksai ir jānotiek vairākām sanāksmēm. Tāpēc esiet pacietīgi. Tas ir vienīgais veids, kā, virzoties soli pa solim, jūs varat atrast pastāvīgos klientus un nopelnīt papildu dividendes par savu un klīnikas reputāciju. Protams, liela nozīme šeit ir no mutes mutei.

Ideāli, ja uzņemšanas mērķis ir sasniegts jau pirmajā tikšanās reizē. Atcerieties viņu?

Ir lieliski, ja pirmajā tikšanās reizē vienojaties ar pacientu par operācijas datumu vai īstenojat tikšanās. Tāpēc pastāv reklāmas metodes!

3. nodaļa

Izgatavojamība

18. noteikums. Pārvietojieties stingri saskaņā ar tehnoloģisko karti

Atcerieties modeli un pieturieties pie tā. Tas ir svarīgi.

1. solis. Sagatavojieties vizītei (skatīt medicīniskās kartes titullapu, pētījuma rezultātus).

2. solis: satieciet pacientu vestibilā.

3. solis. Izveidojiet atrakciju.

4. darbība. Pārvietojieties uz biroju.

5. solis. Uzaiciniet pacientu apsēsties krēslā un novietot lietas viņam redzamā vietā.

6. solis. Uzdodiet situācijas jautājumus.

7. solis. Uzdodiet problemātiskus jautājumus.

8. darbība. Uzdodiet izvilināšanas jautājumus.

9. solis. Apskatiet pacientu.

Solis 10. Veikt papildu instrumentālo diagnostiku.

11. solis. Apkopojiet, formulējiet provizorisku diagnozi, pastāstiet pacientam, uz kāda pamata jūs izdarījāt šo secinājumu.

12. solis. Piedāvājiet problēmas risināšanas iespējas pacientam pieejamos vārdos, atbalstiet to vizuāli, izmantojot attēlus, modeļus, tabulas.

13. solis. Izstrādājiet visus iebildumus. Veidojiet vienotu viedokļu kopu.

14. solis. Apkopojiet pieņemšanas rezultātus.

15. darbība. Uzdodiet vadošus jautājumus.

Solis 16. Sastādiet uzdevumu lapu, apliecību par darbu izpildi.

17. solis. Vienojieties par nākamās tikšanās datumu un norādiet tās mērķi.

18. darbība. Vienojieties uz nākamo tikšanos.

19. solis Pierakstiet saistības ar ārsta un pacienta parakstiem uz recepšu lapas.

20. solis. Nogādājiet pacientu pie atbalsta vadītāja, nododiet viņu, sniedziet atbalsta vadītājam skaidrus norādījumus par galvenajām tikšanās reizēm.

21. solis. Aizpildiet medicīnisko karti.

Šeit ir plānotā instrukcija. Protams, ārsta apmeklējumu nevar piespiest stingri ierobežot. Dažas darbības prasīs vairāk laika, dažas mazāk, dažas var apvienot (piemēram, pārbaude un jautājumi). Galvenais ir nepieķerties vienai lietai un nepārlaist to.

Svarīgi visu darīt secīgi, paturot galvā uzņemšanas karti. Soli pa solim virzieties uz mērķi.

Cienījamie ārsti! Lūdzu, ņemiet vērā trīs svarīgus punktus.

Pirmkārt, **pacientam jārunā vismaz 50% no vizītei atvēlētā laika**. Viņam jāatbild uz jautājumiem, jādalās jūtās, jāpauž viedoklis. Tavs uzdevums ir klausīties, aktīvi līdzdarboties, vienoties, uzdot pareizos jautājumus, kā arī laipni un konsekventi pārvietoties saskaņā ar tehnoloģisko ceļvedi.

Otrkārt, **saistību iegūšanai jānotiek ārsta kabinetā**. Jūs esat speciālists, kurš spēj kompetenti atbildēt uz visiem jautājumiem un kliedēt šaubas. Galvenais, lai tev pietiktu pacietības un gudrības uzklausīt pacientu, nevis atstāt viņu vienu ar saviem neizteiktajiem jautājumiem un šaubām. Atteikties no savām saistībām ir daudz vieglāk atbalsta vadītāja birojā vai reģistratūrā.

Treškārt, **Medicīniskā dokumentācija ir jāaizpilda tikšanās beigās, nevis tās laikā!** Diez vai kāds vēlēsies komunicēt ar cilvēku, kuram galva ir iebāzta datorā vai kaut ko izmisīgi raksta. Kartē varat veikt dažas piezīmes, ja nepaļaujaties uz atmiņu, vai aizpildīt tās lapas, kurām nepieciešams pacienta personīgais paraksts, piemēram, atsakoties no hospitalizācijas. Pacients vēršas pie ārsta ne tikai pēc palīdzības: viņam nepieciešama uzmanība. Viņš par to samaksāja ar savu naudu un personīgo laiku. Neliec viņam vilties!

PRAKTIKUMS

> Vairākas reizes izlasiet ārsta apmeklējuma plānu. Kādus soļus jūs izmantojat savā praksē un kādā secībā?

19. noteikums. Sagatavojieties redzēt pacientu

Sagatavošanās, kas ilgst 2–3 minūtes, ļauj efektīvi vadīt tikšanos, veidojot saziņas tiltus ar pacientu, izmantojot jau saņemto informāciju.

Pārskatiet medicīniskās kartes titullapu. **Ierakstiet atmiņā pacienta vārdu un uzvārdu.**

No šī brīža jūs ar viņu sazināties tikai personīgi.

Paskatieties, kas un kur pacients strādā, viņa vecumu. Kā viņi saka mārketingā, **definējiet savu mērķauditoriju.** Tas ļaus jums izprast personas vērtību sistēmu un izvēlēties viņam saprotamus vārdus, lai izskaidrotu mērķus. Viena un tā pati informācija dažādiem cilvēkiem ir jāparāda atšķirīgi. Ar grāmatvedi, kas strādā lielā uzņēmumā, ir jārunā skaitļu valodā, ārkārtīgi skaidri un konkrēti. Piemēram: "Pirmkārt. Ir nepieciešams nokārtot šo pārbaudi. Lai ietaupītu laiku, labāk to darīt tagad. Otrkārt. Tiekamies rīt, piektdien, 16:30. ES tevi gaidu!" Mūziķim no teātra orķestra labāk informāciju sniegt attēlu un salīdzinājumu veidā: «Slimība var parādīties pēkšņi un strauji attīstīties kā viesuļvētra. Tad mēs pavadīsim ilgu laiku, lai attīrītu sekas. Sievietei mājsaimniecei ir jāizsaka argumenti "tas ir ērti, ekonomiski, ērti".

Izlasiet pirms lietošanas **medicīniskā dokumentācija, izmeklējumu rezultāti un iepriekšējā ārstēšana.** Saņemot provizorisko informāciju par pacientu, Jūs varēsiet sagatavot papildu palīgmateriālus un nepieciešamo dokumentāciju vizītei, atrast atskaites punktus dialogam un tādējādi ietaupīt laiku apmeklējuma laikā.

Izejiet personīgi, lai paņemtu pacientu. Pasveiciniet un iepazīstieties ar sevi (ja pacients un ārsts ir vīrieši, paspiediet roku). Neaizmirstiet par atrakciju, un viss veiksies labi!

Noteikums 20. Neaizmirstiet par pievilcību

Pievilcība ir sociāla attieksme, kuras rezultātā cilvēkam veidojas emocionāla pieķeršanās savam sarunu biedram. Tas ir zemapziņas process. Nav iespējams pretoties pievilcībai (atšķirībā no argumentācijas). Taču nez kāpēc medicīnas prāts (un ieradums) biežāk pāriet loģisko attiecību plānā, aizmirstot par universālajiem cilvēciskajiem jēdzieniem un kontakta nodibināšanas veidiem. "Es uzticos šim ārstam!" – tas ir pamats ilgtermiņa attiecībām starp pacientu un klīniku, starp pacientu un ārstu.

Izmantojot pievilcības veidošanas prasmes, jūs varat nodibināt kontaktu ar pacientu un iedvesmot uzticību jau no pirmās minūtes.

Atcerieties trīs vienkāršus trikus.

Pirmkārt, **izmantojiet savu vārdu**.

Gatavojoties vizītei, noteikti apskatiet un atcerieties pacienta vārdu un uzvārdu. Pieņemšanas laikā vārds jāatkārto vismaz trīs reizes! Ja ir grūti izrunāt, jautājiet pacientam, kā to pareizi izrunāt. Noteikti jautājiet, kā vislabāk uzrunāt pacientu: pēc vārda vai pēc vārda un uzvārda. Protams, jāņem vērā savs vecums un priekšā stāvošā cilvēka vecums. Jebkurā gadījumā atcerieties: labāk neuzrunāt cilvēkus kā "tu".

Tas saīsina attālumu starp pacientu un ārstu, un attiecības var pārsniegt biznesu.

Otrkārt, **izmantojiet "zelta vārdus"**.

Tās ir uzslavas vai komplimenti, kas visiem patīk. Galvenais, lai tie būtu saistīti ar biznesu, nevis ikdienišķu, jo parasts kompliments biznesa vidē var tikt uztverts kā ņirgāšanās vai mēģinājums pārkāpt "biznesa līniju". **Biznesa komplimentu atbalsta attiecīgs jautājums**: "Marija Nikolajevna! Tu izskaties brīnišķīgi. Vai esi atpūties jūrmalā?", "Nikolajs Sergejevičs! Jūs esat laikā, kā vienmēr. Vai jūs vienmēr esat tik organizēts?", "Nellija Janovna! Jūs esat labi darīts! Visi ieteikumi tika izpildīti stingri saskaņā ar mūsu līgumiem. Vai tu esi tik disciplinēts visā?

Lai izveidotu pievilcību primārajam pacientam, varat izmantot šādus "zelta vārdus": "Sveika, Anna Sergejevna! Es esmu jūsu ārste Olga Aleksandrovna. Vai es varu jūs vienkārši uzrunāt kā Annu? Neuztraucieties. Viss ir kārtībā. Jūs izdarījāt pareizi, Anna, sazinoties ar mūsu klīniku (slave). Mēs jums noteikti palīdzēsim. Vai jums ir kāds ieteikums?

Vai: "Labvakar, Irina Ivanovna. Es esmu jūsu ārsts Mihails Anatoljevičs. Vai tikko bijāt Olgas Aleksandrovnas pieņemšanā? Labi darīts, ka nepaildināt situāciju un atradāt laiku problēmas risināšanai.

Vai arī: "Labdien, Irina Vladimirovna! Es esmu jūsu ārsts Vasilijs Aleksandrovičs! Labi, ka nenokavēji. Jūs zināt, kā plānot savu laiku! Pacienti parasti kavējas apmēram 10 minūtes, tāpēc mums ir jāsteidzas ar tikšanos. Vai jūs vienmēr plānojat savu laiku?"

Uzdodot jautājumu, mēs novirzām pacienta uzmanību no komplimenta vai uzslavas uz sevi, jo mūs interesē kaut kas personisks. Rezultātā pacientam zemapziņā veidojas simpātijas pret ārstu – pievilcība.

Trešķārt, **izmantojiet savu iecienītāko tēmu**.

Katram cilvēkam ir sava mīļākā tēma. Bērni, puķes, mašīnas… Kā trāpīt vērša acī? Ļoti vienkārši. Apskatiet medicīniskās kartes titullapu.

Tur jūs vienmēr varat atrast kaut ko, ko paķert. Novērtējiet pacienta izskatu, vecumu, dzimumu, paskatieties, ar ko viņš ieradās uz tikšanos, un jums noteikti būs kopīgs sarunu temats un izveidosiet uzticības tiltu.

Pievilcība jāuzstāda visos kontaktpunktos starp pacientu un klīnikas personālu. Jau no pirmās vizītes minūtes pacientam jājūt, ka viņš ir gaidīts un gaidīts. Apsargs pie ieejas priecājas, medmāsa, laborante, administratore un, protams, daktere, kas iet pa koridoru. **Ikviens novēl jums veselību, sakot vārdu "Sveiks!"** Sveiciniet pacientus, pat ja jūs viņus nepazīstat. Viņi ir gaidīti klīnikas viesi, tātad arī jūsējie. Tie ir jūsu potenciālie pacienti.

Kā sasveicināties? Ejot pa koridoru, piefiksējiet pacienta skatienu (es jums apliecinu, pacients skatīsies uz jums un zemapziņā sagaida, ka pievērsīsiet viņam uzmanību) un 1–1,5 metru attālumā sakiet sveiki vai sakiet: „Sveiks! Vai varat ar kaut ko palīdzēt?", ja jūtat pacienta apjukumu vai apjukumu. Neesi vienaldzīgs! Pirmkārt, tas ir humāni, un, otrkārt, pacients noteikti atcerēsies jūsu labo gribu un līdzdalību, jūs ātri pārdzīvosit uzticības veidošanas posmu un nekavējoties sāksit ārstēšanas procesu.

21. noteikums. Uzdodiet pareizos jautājumus

Hērodots pirms diviem tūkstošiem gadu teica: "Jo vairāk jautājumu, jo veiksmīgāka sanāksme." Kāpēc?

Pirmkārt, **jautājumi liek runāt**. Tas nozīmē, ka ir daudz vairāk informācijas, lai pieņemtu lēmumu.

Otrkārt, **jautājumi kontrolē uzmanību**. Atceries sevi skolā? Kad skolotājs runā, tu esi mākoņos, bet, tiklīdz viņš sāk jautāt, tava uzmanība uzreiz sakoncentrējas. 30 minūšu ārsta apmeklējumam tas ir ļoti svarīgi.

Treškārt, **jautājumi liek aizdomāties**, analizēt un tādējādi veicināt rīcību.

Jautājumi ir saziņas līdzeklis ar pacientu, kas ļauj īsā laikā pēc ārsta apmeklējuma noteikt pareizu diagnozi, iegūt pacienta apņemšanos izpildīt visas tikšanās un veidot uzticamas ilgtermiņa attiecības.

Ir svarīgi to saprast **panākumi ir atkarīgi ne tikai no jautājumu skaita, bet arī no to veida**. Jautājumi jāuzdod pareizā secībā.

22. noteikums. Sāciet ar situācijas jautājumiem

Vienkāršākie un visbiežāk uzdotie jautājumi ārstam ir: **situācijas** (kurš? kas? kad? cik bieži? kad tas sākās? kāda rakstura? utt.). Tie ir paredzēti informācijas vākšanai. Viņiem nevajadzētu būt daudz, tiem vajadzētu būt ļoti svarīgiem diagnozes noteikšanā. Ārsta laiks ir dārgs, un tas ir jātaupa. Un šādi jautājumi sāk kaitināt un nogurdināt pacientu, īpaši, kad viņš iet no ārsta pie ārsta un stāsta vienu un to pašu.

Iepriekš aizpildīta anketa vai medicīniskā ieraksta analīze palīdz jums izvairīties no pārāk ilgas kavēšanās pie situācijas jautājumiem (skatiet 19. noteikumu "Sagatavojieties apmeklēt pacientu"). Tad daži jautājumi nonāks precizējošos, ar īsu vienzilbisku atbildi - "jā" vai "nē". Nemēģiniet novest pacientu pie kopīgām atbildēm, uzdodot atklātus jautājumus, tas ir, tos, uz kuriem nepieciešama detalizēta atbilde. Jūs noslīksiet vārdu straumē, bet neiegūsit nepieciešamo informāciju.

Labākais variants ir **apvienot informācijas vākšanu, izmantojot situācijas jautājumus, ar pacienta pārbaudi**. Tajā pašā laikā neaizmirstiet komentēt savas darbības. Pacientam ir jāzina, kas ar viņu tagad tiek darīts un kas notiks pēc minūtes. Noteikti interesējieties par "ērti - neērti", "sāpīgi - nav sāpīgi", "ērti - neērti". Pielāgojiet savas darbības, neaizmirstiet par laipniem vārdiem: "Mums ir jābūt nedaudz pacietīgam", "Viss ir kārtībā!" Esiet uzmanīgs un pacietīgs. Pacientam jums jāuzticas un jājūtas droši. Ar savu mierīgumu un darbības konsekvenci jūs stiprināsiet viņa pārliecību par jūsu kā ārsta izvēles pareizību. Tas ir medicīnas pakalpojums!

Situācijas jautājumu uzdošana **atcerieties propedeitiku**, par aktīvām un pasīvām sūdzībām. Aktīvās sūdzības ir tās, kas ir virspusējas, bet pasīvās ir jāsasniedz. Tie palīdzēs noteikt vajadzības un problēmas. Jāmeklē diagnoze. Mēs bieži to atstājam novārtā un nogriežam spārnus, neļaujot pilnībā realizēt sevi kā ārstu un atstājot pacientu neapmierinātu. Pieņemsim, ka pacienta problēma tika atrisināta un sāpes pārgāja. Bet cik daudz citu diagnožu un problēmu slēpjas aiz šīm sāpēm? Asiņošana, sāpes vēdera lejasdaļā, elpas trūkums... Specifisku zināšanu trūkuma dēļ pacients aprobežojas tikai ar to, ko viņš atrod uz virsmas. Diemžēl arī ārsts ierobežotas domāšanas vai laika trūkuma dēļ bieži rīkojas tāpat.

Situācijas jautājumu uzdošana **atcerieties internista pieeju pacientam.** Bieži vien ķirurgi redz tikai ķirurģiju, ginekologi – ginekoloģiju. Viss kā Raikinam – "atsevišķas kabatas, atsevišķas piedurknes. Un kurš uzvalku šuj?

Būt medicīnas speciālistam ar internista pieeju ir aerobātika. Jāprot padziļināti izprast ne tikai savu specialitāti, bet arī saprast, kuram speciālistam pievienoties komandai pacienta problēmu risināšanai, jāprot veidot vienotu izmeklējumu un ārstēšanas plānu, ņemot vērā klīniskās farmakoloģijas, ģenētikas zināšanas, organizēt šī plāna izpildi ar atbalsta vadītāja palīdzību un, protams, kontrolēt. Tā ir partnerība starp ārstu un pacientu! Šādi ārsti ir dārgi un dārgi, bet pacienti ir gatavi par to maksāt.

Uzdodot situācijas jautājumus, atcerieties **ka mums jāsāk ar tiem, nevis jāizmanto kā vienīgie**. Diemžēl tā ir izplatīta medicīniska kļūda.

Šeit ir tipiskas tikšanās pie ginekologa piemērs.

Pacients: Sveiki!

Ārsts: Labdien, Natālija Mihailovna! Es esmu jūsu ārsts, mani sauc Natālija Vladimirovna. Jūs esat labi darīts! Viņi ieradās laikā, neskatoties uz laikapstākļiem. Jūs droši vien nekad nekavējat, vai ne?

Pacients: Jā, es vienmēr plānoju savu laiku.

Ārsts: Ļoti labi! Esmu izanalizējis tavu profilu. Es redzu, ka jūs uztrauc sāpes vēdera lejasdaļā. Pēdējās menstruācijas pirms nedēļas. Laikā. Vai viss ir pareizi? Pastāsti man, vai sāpes velk, griež, sāp?

Pacients: Vairāk velk, pastiprinās vakarā.

Ārsts: Kad viņi sākās? Vai sāpes ir kaut kādā veidā saistītas ar menstruālo ciklu? Vai tās jūtamas vairāk pirms menstruācijām, to laikā vai pēc tām? *(Ārsta galvā griežas vismaz piecas diagnozes, kuras jāizslēdz.)*

Pacients: Ziniet, dakter, sāpes ir mocījušas četrus vai piecus mēnešus, bieži vien pirms menstruācijām. *(Meklēšanas loks sašaurinās.)*

Ārsts: Tevi vēl kaut kas traucē?

Pacients: Acīmredzot nē.

Ārsts: Labi. Es jūs tagad pārbaudīšu. Vispirms piena dziedzeri, tad uz krēsla. Labāk, ja mēs nekavējoties taisām ultraskaņu. Vai tu piekrīti?

Pacients: Jā, labi.

Ārsts (palīdz pacientam): Vai jums tas ir ērti? Lūdzu, esiet pacietīgi. Man ir jāveic vairākas manipulācijas, tas ir svarīgi diagnozes noteikšanai. *(Pārbaudes un ultraskaņas laikā uzdod precizējošus jautājumus, kas sašaurina diagnostisko meklēšanu: asiņošanas esamība, temperatūras vēsture utt., komentāri par notiekošo.)* Piena dziedzeri ir nemainīgi. Dzemdes kakls ir tīrs. Tas ir ļoti labi! *(Pozitīvisms, apziņa, drošība – tas ir medicīniskais pakalpojums.)* Dzemde ir normāla izmēra, vidēji sāpīga. Piedēkļu zona ir nesāpīga. Pēc ultraskaņas (procedūras laikā) dzemde ir normāla izmēra, apaugļotas olšūnas nav. Dobums ir paplašināts. Gļotādas 10 mm. Paldies! Lūdzu celies! Apģērbties. Vai es varu tev palīdzēt?

Natālija Mihailovna! Jau iepriekš varu pateikt, ka Jums ir hronisks endometrīts subakūtā stadijā. Bet man ir nepieciešami papildu diagnostikas testi, lai es neko nepalaistu garām un izrakstītu pareizo ārstēšanu.

Pacients: Labi. Cik daudz tas ir?

Ārsts: Jums tas jādara. *(Sniedz pārbaužu sarakstu.)* Tas maksās aptuveni 5000 rubļu. Vadītāji aprēķinās un nosauks precīzāku summu. Tagad es izrakstīšu tikšanās lapu un aizpildīšu jūsu karti. Lūdzu, uzgaidiet 5 minūtes. Pagaidām jūs varat lasīt par hronisku endometrītu. *(Pasniedz bukletu.)*

Pacients: Labi. Nedaudz dārgi, tiešām.

Ārsts: Bez tā es nevarēšu noteikt precīzu diagnozi. Jūsu testi būs gatavi rīt. Gaidu jūsu tikšanos ar rezultātiem 17:00. Mēs nevaram to aizkavēt. Es izrakstīšu ārstēšanu. Vai vari atnākt? ES tevi gaidīšu. Uz redzēšanos!

Pacients: Paldies!

Kāds ir rezultāts? Pacients veica ārsta izrakstītos testus, salīdzināja rezultātus ar normālām vērtībām, kas norādītas veidlapā, un saprata, ka nekas nopietns nav. Viņa paņēma analgin tableti, un viņa jutās labāk.

Protams, pēc tam Natālija Mihailovna bija neizpratnē: "Kāpēc es tērēju naudu, ja testi neko neuzrādīja. Izšķiries..."

Tajā pašā laikā diagnostikas izmaksas, ņemot vērā ārsta apmeklējumu, ultraskaņas izmeklēšanu un izmeklējumus, sastādīja 8000 rubļu. Tas ir 20% no viņas budžeta. Ņemot vērā, ka Natālija Mihailovna dzīvo viena ar pirmklasnieka bērnu un maksā hipotēku, daļu naudas viņai nācās aizņemties no kaimiņa. Lieki piebilst, ka nākamreiz, kad parādīsies šādi simptomi, Natālija Mihailovna dosies tieši uz aptieku pēc analgin, nevis pie ārsta?

Kas mums ir? Vidējais pacienta rēķins ir 8000 rubļu. Nav atkārtotu tikšanos. Nelojalitāte ārstam un klīnikai. Nogulsnes uz pacienta dvēseles. Negatīvs no mutes mutē, jo Natālija Mihailovna noteikti pastāstīs kaimiņam, cik dārga ir klīnika, jums nevajadzētu uz to iet. Pilnīgs peļņas zaudējums. Un tā ir dzīves patiesība.

Pacients jūtas ērti blakus ārstam, kurš ir atturīgs un cenšas izprast savu problēmu, paredzēt tās sekas un brīdināt no tām. Ārstam ir jākļūst uzticīgam savam pacientam. Ir svarīgi ne tikai veltīt laiku, bet arī apkopot savas zināšanas, kolēģu zināšanas un klīnikas resursus, lai atrisinātu viņa konkrēto problēmu. Cilvēki par to būs pateicīgi un naudu nenožēlos. Viņiem ir jāapzinās problēmas nopietnība, tai ir jāatsver risinājuma izmaksas. Jo vairāk slēptās vajadzības un acīmredzamas problēmas mēs atklājam, jo lielākas ir iespējas pieņemt pareizo lēmumu un izveidot ilgstošas, spēcīgas attiecības ar pacientu.

23. noteikums. Neaizmirstiet par problemātiskiem un izspiedošiem jautājumiem

Ārsti mēdz būt manipulatīvi. Mēs bieži biedējam pacientu, radot bailes zaudēt veselību, naudu, laiku: "Šobrīd ir jāoperē. Tad jau būs par vēlu…" Protams, šādi var ātri pierunāt pacientu uz aktīvu rīcību, taču cilvēki nevēlas justies kā manipulācijas upuris. Tā ir cilvēka psiholoģija. Viņam apzināti jāpieņem lēmums un jārīkojas saskaņā ar savām vadlīnijām.

Ārsta uzdevums ir vadīt pacientu pie šiem lēmumiem. Kā? Iestatīt **problemātiski, izraisoši un virzoši jautājumi**.

Problēmas veido problēmas.

Piemēram:

Ārsts: Natālija Mihailovna, sāpes jūs nomoka jau četrus mēnešus. Es tevi pareizi sapratu? Tam jābūt nogurdinošam?

Pacients: Jā, šausmīgi! Īpaši tuvāk naktij.

Ārsts: kā tu guli?

Pacients: Slikti. Sāpes un sāpes vēdera lejasdaļā. No rīta piecēlos kā izspiests citrons.

Ārsts: Un no rīta sagatavot meitu skolai…

Pacients: Jā! Kā paveicās, komisija strādā. Tiek pieprasīti ziņojumi. Un es nevaru domāt ne par ko citu, izņemot savas sāpes. Es dzēru Analgin. Šķiet, ka kļuvis vieglāk. Tad atkal… Kas zina, varbūt tas ir vēzis? Tāpēc es steidzos ārā uz reģistratūru.

Ārsts: Lieliski, ka veltījāt laiku! Daži pacienti patiešām iztur un iztur. Tad viņi nāk ar progresējošu slimību. Tad ārstēšana prasa vairāk laika un naudas. Es sapratu, ka tev un man viss jādara diezgan ekonomiski?

Pacients: Jā, tas būtu jauki. Grāmatveža alga nav īpaši liela.

Ārsts: Un vai ir ieteicams veikt ārstēšanu īsā laikā, lai nekaitinātu savu priekšnieku?

Pacients: tieši tā! Man vajag ekonomiski un ātri! Palīdziet, dakter!

Ārsts: Es sniegšu jums minimālu ārstēšanu, lai mazinātu sāpes. Tas kļūs vieglāk. Jums ir taisnība, ka mūsu uzdevums ir neko nepalaist garām. Vai tas nav svarīgi?

Pacients: Jā, protams!

Ārsts: Tāpēc jums ir jāiziet virkne testu. Šie ir standarta testi, kas nepieciešami. Šobrīd ir vispiemērotākais periods – paasinājuma stadija. Mēs varēsim droši noteikt, kas izraisīja slimību. Un tam var būt daudz iemeslu. Šis un... un... Un tad pārliecinieties, ka tas nekad vairs neatkārtojas. Vai tu piekrīti?

Pacients: Jā.

Ārsts: Šos testus var veikt tieši tagad. Jūs ietaupīsiet laiku. Pēc divām stundām viss būs gatavs un varēšu pieņemt lēmumu. Ja viss ir kārtībā, ar šo ārstēšanu pietiks. Ja kaut kas sanāks, izlabošu. Izdomāsim to kopā. Šīs zāles ir jālieto... Ievērojiet visus norādījumus! Un padomā par savu meitu un atskaiti! Viss ir kārtībā!

Pacients: Labi!

Sūdzības noveda ārstu pie problēmas, kas traucēja pacientu un kurai viņš nāca meklēt risinājumu.

Kādi jautājumi palīdz ārstam noteikt problēmu loku? Šeit tie ir: *"Vai tas ir grūti...?", "Vai jums ir problēmas ar...?", "Tu esi laimīgs...?"»*

Atgūšanas jautājumi aktualizē vajadzību vai pārveido slēptu vajadzību par skaidru.

Ekstraktīvi jautājumi, tāpat kā problemātiski, ir nomācoši un blāvi. Bet tādu vajadzētu būt tik daudz, lai pacients ne tikai saprastu, kas par problēmu, bet arī apzinātos. Universālā izpratnē problēma nav hronisks endometrīts, bet gan diskomforts un sekas, pie kurām tas noved: sāpes, aizkaitināmība, samazināta veiktspēja, grūtniecības trūkums, vientulība, ģimenes izjukšana. Tas ir tas, par ko mums jārunā ārsta pieņemšanā - **par cilvēciskām vērtībām, ģimeni, mīlestību, bērniem, drošību, brīvību.**

Izvilkšanas jautājumi iegūst vai veido vērtību no jūsu piedāvātā risinājuma. Tos vajag plānot, "izraut" no anketas, dzīves un slimību anamnēzes un apskates. Tajā pašā laikā ir jāatceras, ka **problēmas nopietnībai ir jāatsver risinājuma izmaksas.** Jo vairāk slēptās vajadzības un acīmredzamas problēmas mēs atklājam, jo lielākas ir iespējas pieņemt pareizo lēmumu un izveidot ilgstošas, spēcīgas attiecības ar pacientu.

24. noteikums. Novediet pacientu uz risinājumu

Uzdodiet virzošus jautājumus! Netērējiet viņiem savu laiku. Pacients ir jānoved pie lēmuma. Jūs jau esat palīdzējis viņam saprast problēmu, tāpēc palīdziet viņam pieņemt lēmumu. Šajā gadījumā tas netiks uzlikts, bet gan jūsu pašu, un visas noteiktās izmeklēšanas un ārstēšanas shēmas tiks īstenotas pilnā apjomā un laikā.

Vadošie jautājumi **koncentrējās uz risinājumu**. Vadošie jautājumi ir vienkārši un konkrēti: *"Vai jums tas ir svarīgi?", "Kāpēc tas ir svarīgi atrisināt?", "Kā tas palīdzēs atrisināt?", "Vai tas būs izdevīgi?"*. Tie ir universāli. Jums tie vienkārši jāatceras.

Ja analizēsit savu tehniku, jūs, iespējams, izdarīsit atklājumu. Jūs atklāsiet, ka tas ir balstīts uz situācijas jautājumiem un visbiežāk ir paredzēts aktīvo sūdzību noteikšanai. Tālāk dilstošā secībā: problemātiski, izsmeļoši, virzoši jautājumi. Ir labi, ja ir pēdējie divi veidi, bet parasti tas viņiem nenotiek.

Tikšanās beigās ir jāuzdod vadošie jautājumi. Tie ir nepieciešami, lai pacients apstiprinātu, ka tas vai cits ārstēšanas plāns palīdzēs atrisināt viņa problēmu. Tie arī palīdz pieņemt lēmumu izvēlēties iespēju, kuru jūs kā profesionālis uzskatāt par pacientam visefektīvāko.

Turklāt virzošie jautājumi ir pozitīvi un optimistiski, kas ir tik svarīgi pacienta atbalstam!

PRAKTIKUMS

Praktizējiet uzdot situāciju, problēmu risināšanu, izraisot un virzošus jautājumus ārsta apmeklējuma laikā. Jūs redzēsiet, kā pakalpojuma izmaksas pacientam kļūst sekundāras.

25. noteikums. Skaidri paskaidrojiet

Daudzi ārsti ir klusējoši. Īpaši tas attiecas uz ķirurgiem. Ieliecieties pacienta vietā. Viņam ir tiesības zināt un saprast, kas ar viņu notiek, kāpēc tas notika un ko darīt, lai tas neatkārtotos. Tāpēc krājieties ne tikai ar pacietību, bet arī ar flomāsteru un papīru. Runāsim un zīmēsim.

Jūsu sniegtajai informācijai ir jābūt saprotamai gan klausītājiem, gan vizuāli. Ja jūs periodiski lietojat tādus vārdus kā "sajūta", "sajūtas", jūs palielināsit arī kinestētiskās mācīšanās iespējas.

Ievietojiet faktus dažādu līmeņu pārstāvjiem saprotamā ietvarā. Izpratnes pakāpe ir atkarīga no vairākiem faktoriem – vecuma, sociālā stāvokļa, domāšanas ātruma. Atcerieties jēdzienu "mērķauditorija". Varat izmantot manekenus, klīnikas un farmācijas uzņēmumu bukletus, kā arī visu, kas palīdzēs pacientam nodot informāciju. Zīmējiet, rakstiet, izsvītrojiet, zīmējiet vēlreiz, paskaidrojiet.

Ja, piemēram, veicat ginekologa apmeklējumu, uzzīmējiet sieviešu orgānu kompleksu. Shematiski, protams. Parādiet dzemdi, caurules, olnīcas. Pēc tam iezīmējiet problēmzonu. Norādiet pacienta norādīto simptomu cēloņu un seku saistību. Paskaidrojiet, kāpēc parādījās iekaisums, kādi uzvedības faktori izraisīja slimību, kāpēc iekaisuma laikā parādījās sāpes un izdalījumi. Paskaidrojiet, kā slimība attīstīsies, ja tā netiks ārstēta, un ar kādām sekām būs jāsaskaras (gan medicīniskās, gan ekonomiskās).

Papildiniet savus argumentus ar piezīmēm, taču neaizmirstiet par ierobežoto pieņemšanas laiku. **Īsi, skaidri un precīzi norādiet tikai to, kas attiecas uz šo pacientu.** Nav jātērē laiks lekcijai par vīrusu veidiem.

Neizmantojiet tādas frāzes kā "hronisks endometrīts". Tie ir piemēroti tikai sarunā ar medicīnas speciālistu. Jāsaka "dzemdes iekaisums, rašanās laiks ir vairāk nekā divi mēneši." Šie formulējumi būs saprotami grāmatvedim, mājsaimniecei vai sekretārei. Nez kāpēc ārsti par to bieži aizmirst vai apzināti sāk kļūt gudri, jūtoties kā eksperti un kautrējas "noliekties" uz primitīviem skaidrojumiem. Lielākā daļa cilvēku tevi vienkārši nesapratīs! Viņi klausīsies un pēc tam nāks mājās un paši to izdomās. Rezultātā visas tikšanās nonāks ellē.

Noteikti personalizējiet savu mini lekciju, periodiski jautājot: "Vai jūs piekrītat, Olga Viktorovna?", "Natālija Stepanovna, vai šeit ir izpratne?"

Nepārejiet uz nākamo soli, ja viņa acīs redzat, ka pacients neko nesaprot. Atgriezieties paskaidrojuma sākumā. Lūdzu, vēlreiz precizējiet, ka nav skaidrs, uz ko koncentrēties. **Ja pacientam ir jautājumi, tas ir lieliski!** Tas nozīmē, ka ir interese un jūs kopā virzāties pareizajā virzienā. Nemēģiniet izskatīties gudri, skaidrojot; drīzāk palīdziet pacientam kļūt gudrākam.

Noteikums 26. Atrisiniet pacienta problēmas

"Pārdod nevis urbi, bet bedri" ir labi zināms postulāts, kas attiecas arī uz saziņu starp ārstu un pacientu.

Bieži vien, kad sākam demonstrēt savas profesionālās spējas pat pacientam saprotamā valodā, mūs aizrauj savs "vēsums" un aizmirstam, ka pacients ir nācis risināt viņu satraucošu problēmu. **viņa.** Viņš vēlas tikai dzirdēt **Par sevi.** Pacients pērk ārsta laiku **priekš manis.**

Ārsta uzdevums ir iemācīties runāt nevis par slimību kopumā, **un spēt saistīt slimības diagnosticēšanas vai ārstēšanas metodes īpašības ar pacienta vajadzību apmierināšanu.** Ne velti 50% no ārsta apmeklējuma tiek veltīti jautājumiem. Pirmkārt, mēs izvirzām virspusē problēmas, kas skar pacientu, saistām tās ar viņa vērtībām, ar to, kas viņam šobrīd ir svarīgs, un tad sākam to izmantot.

Mēs saprotam **pacienta un ārsta interešu apvienošanas process** kā uzņēmuma pārstāvis, izmantojot piemēru par nepieciešamību veikt pārbaudi klīnikā, nevis trešās puses laboratorijā.

1. iespēja

"Mūsu laboratorija ir licencēta, tās aprīkojums atbilst starptautiskajām prasībām, un tās speciālisti ir sertificēti. Regulāri tiek veikta kvalitātes kontrole. Protams, tas maksā dārgi. Kad saka, ka kaut kur ir lētāk, rodas jautājums, uz ko viņi tur ietaupa. Par apmācību, aprīkojumu, reaģentiem? Ietaupījumi bieži vien nav savienojami ar kvalitāti. Un mums ir jāveic precīza diagnoze, lai jūs vēlāk nepārmaksātu, jo jūsu budžets ir ierobežots. Vai tu piekrīti?

2. iespēja

"Man kā ārstam ir tieša saikne ar laboratoriju.

Es zinu, kā tiek piegādāts materiāls, ar kādu aprīkojumu tiek veikts pētījums. Es personīgi pazīstu darbiniekus, kuri veiks jūsu analīzes. Tie ir cienījami ārsti un laboratorijas tehniķi, kuriem var uzticēties. Viņi ir profesionāļi savā jomā. Kopā mēs esam atbildīgi par jūsu veselību. Kvalitatīvai ārstēšanai mums ir nepieciešama precīza diagnoze. Pa labi?"

3. iespēja

"Laboratorijā viena veida pētījumu ietvaros tiek veikti tikai paši nepieciešamākie izmeklējumi. Daži pētījumi liecina par citu sastāvu, piemēram, hemostasiogramma, vispārējā asins analīze. Rezultāti, ko sniedzat no citām laboratorijām, var nesaturēt diagnozes noteikšanai svarīgus testus, kas ietekmēs ārstēšanas kvalitāti. Mums nav vajadzīgi eksperimenti. Pa labi?"

4. iespēja

"Piezīme! Pētījuma rezultāti būs gatavi divu stundu laikā. Jūs varat tos apskatīt savā personīgajā kontā. Kad tas būs gatavs, jūs saņemsit paziņojumu ar SMS. Tātad jūs drīz varat atbrīvot visas savas rūpes. Ja pētījuma parametri atšķirsies no normāliem, ātri noskaidrošu, pa telefonu vai SMS. Varēšu ātri reaģēt uz šīm novirzēm un pareizi rīkoties. Ja ir jāveic steidzami pasākumi, katra stunda ir svarīga. Kvalitatīva ārstēšana nozīmē savlaicīgu ārstēšanu. Jā?"

5. iespēja

"Pēc diagnostikas materiāla savākšanas varam to sasaldēt un uzglabāt mēnesi. Tas ļaus neapgrūtināt jūs ar tādām nepatīkamām procedūrām kā asins vai uztriepes ņemšana, ja būs nepieciešama papildu diagnostika diagnozes precizēšanai vai papildu pētījumi, kad izlemsiet to darīt. Līdzīgs pakalpojums ir pieejams tikai mūsu klīnikā. Tas ir īpaši izstrādāts jūsu ērtai ārstēšanai. Vai vēlaties novērtēt?

6. iespēja

"Es iesaku testus veikt vienā laboratorijā, jo dažādās laboratorijās rezultāti var būtiski atšķirties, un katrai laboratorijai ir savi standarti. Tas ir saistīts ar faktu, ka visur tiek izmantoti dažādi reaģenti un aprīkojums. Vienā laboratorijā jūsu rezultāti būs normāli, citā pastāv iespēja, ka tie pārsniegs robežas. Jūs varat izrakstīt zāles, kas vispār nav vajadzīgas. Tāpēc neriskēsim ar savu veselību! Tas nav tā vērts. Pa labi?"

Ir jārunā par laika un naudas taupīšanu, drošību un uzticamību, vārdu sakot, jāpārdod problēmu risinājums, nevis standarta pārbaude. Sāciet to darīt jau šodien!

PRAKTIKUMS

> Analizējiet savu uzņemšanu. Vai jūs runājat par ārstēšanas metodi vai to, cik droša un uzticama tā ir pacientam? Vai jūs runājat par savas laboratorijas priekšrocībām vai to, ka pacients ietaupīs laiku, naudu un iegūs ticamu rezultātu?

27. noteikums. Sašauriniet savas izvēles iespējas.

Jūs droši vien zināt no sevis: jo lielāka izvēle, jo grūtāk ir pieņemt lēmumu. Mēs visi neapzināti baidāmies kļūdīties, zaudēt, uzņemties atbildību. Bieži vien bailes izrādās spēcīgākas, neatstājot mums neko.

Tas pats attiecas uz ārsta un pacienta attiecībām. Demonstrējot dažādas diagnostikas vai ārstēšanas iespējas un beidzot ar frāzi "domā pats, izlem pats", jūs mulsināt pacientu. Viņam ir vieglāk atteikties no visa, nekā kaut ko izlemt, it īpaši, ja situācija nav ārkārtas situācija. Piemēram, plastiskā ķirurģija vai Botox injekcijas.

Palīdziet pacientam. Pieņemiet lēmumu viņa vietā. Izmantojiet stratēģiju izvēle-nav izvēles.

Piedāvājiet vairākas problēmas risināšanas iespējas. Pietiek ar vismaz trim. Lai paātrinātu procesu, vizualizējiet tos bukleta veidā vai vienkārši uzrakstiet uz papīra lapas. Parādiet katras metodes priekšrocības, noteikti norādiet, kā šī vai cita metode atrisinās pacienta problēmu. Neaizmirstiet runāt par mīnusiem. Tas ir svarīgi no pacientu informētības un medicīniskās integritātes viedokļa, kā arī ļaus novērtēt ieguvumu, risku un finanšu izmaksu līdzsvaru.

Kā cilvēks domā, ja viņam ir trīs iespējas, no kurām izvēlēties? Lētākais ir "Es to negribu, vai es nevaru atļauties labas lietas?" Visdārgākais ir "atkritumi". Rezultātā 95% cilvēku izvēlas vidējo variantu. Tā ir psiholoģija. Tādā veidā viss tiek pārdots, un medicīnas pakalpojumi nav izņēmums.

Obligāti **slavēt pacientu par viņa izvēli**. Sakiet, ka jūs kā ārsts darītu tāpat. Ja uzskatāt, ka pacientam ir nepieciešams kaut kas cits, varat viņu novest pie lēmuma, sakot, piemēram: "Es kā ārsts, kurš aizstāvējis disertāciju par šo tēmu (ar 15 gadu pieredzi, analizējis vairāk nekā 1000 gadījumu izvēlieties jebkuru argumentu, galvenais, uzsveriet savu statusu, nekautrējieties), es iesaku trešo iespēju. Tas ir visdārgākais, bet tajā pašā laikā visuzticamākais. Tā efektivitāte ir par trešdaļu augstāka nekā citiem. Ārstējieties un aizmirstiet. Jūs vairs netērēsit ne laiku, ne naudu. Protams, medicīnā nav 100% rezultāta. Ir grūti paredzēt, kā ķermenis uzvedīsies. Varu jums apliecināt, ka tehnika ir pārbaudīta, ārstēšana ir nesāpīga un vairumā gadījumu sniedz ticamus rezultātus īsā laikā. Uz tik daudzo priekšrocību fona ir tikai viens mīnuss - hospitalizācija uz dienu. Es domāju, ka šī ir jūsu izvēle! Viņš palīdzēs atrisināt problēmu."

Lai iegūtu lielāku pārliecību, varat izmantot "pozitīvās etiķetes". Šeit palīdzēs medicīniskā izziņa. Šeit ir daži pozitīvas marķējuma piemēri.

"Jūs, Irina Sergejevna, kā grāmatvede, protat skaitīt naudu, skaidri un loģiski domāt un droši vien man piekritīsiet, ka labāk ir izturēties uzticami vienu reizi, nevis vairākas reizes ar neparedzamu rezultātu. Mēs zaudēsim gan naudu, gan laiku, taču problēmu neatrisināsim.

Vai arī: "Parasti cilvēki tik agrā vecumā kā jūs, Irina Sergejevna, neapzinās sistemātiskas ārstēšanas pieejas nozīmi, taču es redzu, ka jūs šo lietu uztverat ļoti nopietni, tāpēc iesaku apsvērt šo ārstēšanas iespēju. Tas ir uzticamāks. Ārstēšana ir nesāpīga un aizņem īsu laiku. Vienīgais mīnuss ir hospitalizācija uz vienu dienu. Tāpēc es domāju, ka šī ir jūsu izvēle!

Vai arī: "Irina Sergejevna, es redzu, ka jūs esat neatlaidīgs un mērķtiecīgs cilvēks. Jūs ārstējaties vairāk nekā sešus mēnešus, taču bez panākumiem. Es kā ārsts ar 10 gadu pieredzi ļoti iesaku šo ārstēšanas metodi. Neskatoties uz to, ka tas ir diezgan dārgs naudas izteiksmē, tas ir absolūti nesāpīgs un, pats galvenais, uzticams. Jums un man tas tagad ir vissvarīgākais. Vai tu piekrīti?

Daži ārsti izmanto stāstus. Šeit ir pozitīvās un negatīvās pieredzes stāstu piemēri.

"Man bija pacients, arī, starp citu, uzņēmējs. Viņš, tāpat kā jūs, zina, kā skaitīt naudu. Viņa pirmā reakcija bija līdzīga: "Dārgi!" Bet vēlāk, kad izdomājām, ka cenā ir iekļauta manipulācija, anestēzija un uzturēšanās palātā, cena likās adekvāta. Turklāt ārstēšana prasīja tikai divas dienas. Nauda šajā situācijā nebija galvenais faktors. Rezultātā viss noritēja labi un visi bija apmierināti."

Vai arī: "Man bija pacients, arī, starp citu, uzņēmējs. Viņš sacīja, ka nauda nav galvenais, solīja ievērot visus ieteikumus. Tad viņš aizgāja un pazuda. Atgriezās ar sarežģījumiem. Apsūdzēja mani neprofesionalitātē. Es kā ārsts ar 15 gadu pieredzi iesaku jums šo ārstēšanas metodi.

Kāda kļūda bieži sagaida ārstu?

Ārsts saprot, kāds diagnostikas komplekss vai ārstēšanas metode pacientam ir nepieciešama, bet nezina, kā viņam pastāstīt par ieguvumiem un novest pie risinājuma. Rezultātā pieņemšana beidzas ar frāzi: "Vismaz dariet to." Pacientam uzreiz rodas sajūta, ka viņš tiek mocīts naudas dēļ, jo ārsts tik ātri piekrita "tikai tam" un nemaz neiedziļinājās problēmas būtībā. Šādā situācijā pacients riskē būt starp tiem, kas nav apmierināti ar rezultātu, un ārsts vismaz paliks tādā situācijā, kas sniedz neatbilstošu medicīnisko aprūpi.

Jādomā nevis par izmaksu samazināšanu uz pakalpojuma kvalitātes rēķina, bet gan par to, kā to padarīt saprotamu un pacientam ērtus maksājumus.

PRAKTIKUMS

Cik bieži pieņemšanās lietojat uzmundrinājuma vārdus? Kādas frāzes izvēlaties?

28. noteikums. Iemācieties pateikt "nē"

Mums visiem nepatīk šis vārds. Mums nepatīk dzirdēt atteikumu. Dažreiz mēs paši kautrējamies kādam pateikt "nē".

Tā rezultātā mēs bieži neuzdrošināmies veikt nekādas darbības vai, gluži pretēji, jūtamies kā kāda manipulācijas upuri. Nav nepieciešams uztvert vārdu "nē" kā personisku apvainojumu vai apvainojumu indivīdam, satraukties un nonākt depresijā.

Dzirdēt "nē" ir nepatīkami. Bet uz katriem pieciem "nē" būs viens "jā". Šis ir daudzuma likums. Tas nozīmē, ka katra neveiksme jūs tuvina jūsu mērķim.

Bieži vien "nē" ir objektīvu iemeslu dēļ. "Tikai bizness, nekas personisks" - atceries? Tāpēc ņemiet "nē" tikai no biznesa lietderības viedokļa. Šī vārda "nē" nozīmes izpratne palīdzēs nepadoties, kad vajadzēs kādam atteikt. Nav nepieciešams slēpties, pazust no redzesloka vai nolaist acis. Vajag **iemācīties pateikt "nē" pareizi**.

Pirmkārt, jums ir jāsaka "nē" laipni un stingri.

Otrkārt, "nē" jāpievieno iemeslu skaidrojums, kas pamatots ar atsauci uz uzņēmumā pieņemtajām uzņēmējdarbības normām vai praksi. Piemēram, jums tiek lūgts nodrošināt atlaidi pakalpojumiem, taču tas nav jūsu plānos. Stingri un mierīgi, skatoties tavās acīs, saki: "Es nevaru, lai gan es ļoti vēlētos. Tas nav mūsu klīnikas noteikumos."

Vai: "Diemžēl es nevaru. Man nav tādas pilnvaras."

Atbildei jābūt skaidrai, lai izvairītos no turpmākām diskusijām un laika zaudēšanas.

Treškārt, piedāvājiet alternatīvu. Tas vienmēr mīkstina atteikuma situāciju.

Tātad, jums ir jāatsakās saskaņā ar šādu noteikumu.

- **Nē** (Es nevaru, tas nedarbosies)...
- **Jo** (biznesa gadījums)...
- **Varu piedāvāt...**

Mārgareta Tečere reiz teica: *"Lai atrastu kopīgu valodu ar sarunu biedru, nemaz nav nepieciešams vienoties"*.

PRAKTIKUMS

Atteikties sniegt pacientam atlaidi stingri saskaņā ar formulu. Neaizmirstiet piedāvāt alternatīvu!

Noteikums 29. Nevajag manipulēt

Diemžēl medicīnas skolu ārstiem netiek mācīti sarunu noteikumi, taču no šīs prasmes lielā mērā ir atkarīgs tikšanās rezultāts. Bieži vien tas, kurš ir enerģētiski spēcīgāks, psiholoģiski sagatavotāks, prot vadīt procesu, uzdodot jautājumus, veicot nepieciešamās pauzes un atbildot uz jautājumiem ar jautājumiem, komunikācijas procesā ir līderis.

Bieži vien ārsts, savas jomas eksperts un superprofesionāls, piekāpjas pacientam izmeklējuma vai ārstēšanas metodes apjomā. Tā rezultātā viņš nevar sevi pilnībā realizēt un tādējādi dot labumu pacientam, sev un klīnikai.

Jūs noteikti zināt to sajūtu, kad, noklausoties pacienta aizkustinošo stāstu, jūs padevāties viņa pārliecināšanai un pēc tam esat vīlušies iznākumā. Tas viss ir saistīts ar nespēju pretoties manipulācijām.

Nedaudz teorijas. Psihologi identificē jūtas, ar kurām var spēlēt. Tās ir tā sauktās dvēseles stīgas. Katram savs. Kopumā ir septiņi:

- žēl;
- bailes;
- alkatība;
- sekss;
- parāds;
- zinātkāre;
- Pašvērtējums.

Dvēseles stīgas ir viegli atklāt sarunā ar pacientu, ko nosaka viņa izskats, uzvedība un jautājumi. Pacients var jūs tikpat viegli noskaidrot. Ja esat pēc iespējas līdzjūtīgāks un līdzjūtīgāks, jūsu stīgu, iespējams, ir žēl. Ja neesat pārliecināts par sevi - bailes, ja esat augstprātīgs - lepnums.

Bet ir labas ziņas: manipulācijām var pretoties! Ja nezināt, kā to izdarīt, mācieties.

Pirmkārt, jums ir nepieciešams **analizējiet, kādi jautājumi un vārdi jūs sadusmo**, likt sirdij pukstēt straujāk un mainīt emocionālo fonu.

Otrkārt, tas ir nepieciešams **iemācīties attīstīt toleranci pret to**. Ja jūs zināt, ka jūsu sirds stīga ir pienākuma apziņa, tad, atbildot uz pacienta vārdiem "ielieciet sevi manā vietā, jūs esat ārsts!" Jūs varat viegli atrast tādus vārdus kā "jā, es esmu ārsts, tāpēc es iesaku šo ārstēšanas metodi." Ja izrādās, ka neesat viens no varoņiem un pacienta draudi sūdzēties prokuratūrā ir biedējoši, to zinot, varat mierīgi teikt: "Tās ir jūsu tiesības."

Kā attīstīt toleranci? Atcerieties, ka, uzvelkot baltu mēteli, **veikt pārtapšanas rituālu par īpaši pragmatisku cilvēku**, kas nozīmē, ka lēmumus pieņemat pacienta biznesa un veselības interesēs. Bez kompromisiem.

Treškārt, tas ir nepieciešams **iemācieties no emocijām izvilkt izteikuma būtību un konkrēti uz to reaģēt**. Ļaujiet pacientam izlaist tvaiku, nesteidzieties reaģēt uz viņa emocionālajiem uzbrukumiem. Vienkārši klausieties kā terapeits. Kad pienācis laiks uzsākt dialogu, pārvērš savas emocijas darbībā ar jautājumiem: "Vai es pareizi sapratu, tu nesaproti jēgu...?", "Kas tev deva pamatu tā domāt?", " Kāpēc tu tā domā?" Nepārnesiet sarunu emocionālā plānā.

Domā racionāli un neļauj ar sevi manipulēt!

PRAKTIKUMS

Kuras tavas dvēseles stīgas ir visjūtīgākās? Analizēt. Un vairs nepadodies manipulācijām!

Noteikums 30. Mīlestības iebildumi

Kāpēc viņus mīlēt, jo jebkuri iebildumi ir pretestības izpausme? Kuram tas patīk?

Ja saproti, ka iebildumi ir normāla cilvēka reakcija, kas ieprogrammēta no bērnības, vari tos uztvert mierīgāk. Vienmēr būs iebildumi! Kaut vai tāpēc, ka pacientam vienmēr ir kāda vajadzība, kuru mēs nevaram apmierināt. Piemēram, pēc cenas. Kurš gan nevēlas saņemt kvalitatīvus medicīniskos pakalpojumus bez maksas? Stereotips par bezmaksas medicīnu ir tiešs iemesls iebildumiem. Un veselības iegāde ir nevēlams ieguvums, tāpēc sūdzības par pakalpojumu un medikamentu augstajām izmaksām nekad nebeigsies.

Jāatceras arī, ka ir paniski cilvēki, kuri uz cenu 350 rubļu reaģē tāpat kā uz 35 000 rubļu. Viņiem vienkārši ir tāda reakcija, vai arī viņi nav pieraduši maksāt, apkalpojot departamenta medicīnas iestādē. Ir tādi, kas pēc trīs dienu hospitalizācijas elpas tikpat stipri kā nedēļu ilgā slimnīcā. Uz to nav jāreaģē. Turpiniet ar savu programmu. **Atcerieties pieņemšanas mērķi!**

Neaizmirstiet par cilvēkiem, kuriem ir diametrāli pretēja reakcija uz jūsu argumentiem. Piemēram, par tiem, kuri uzskata, ka vienīgais medicīnas pakalpojumu kvalitātes mērs **ir tās izmaksas**. Parasti šādi cilvēki ir kaut kādā veidā saistīti ar biznesu vai vadību, viņi saprot, kas ir izmaksas un no kā tās ir atkarīgas. Zemās cenas parasti liek viņiem domāt sliktas lietas. Tāpēc viņi, protams, iebilst pret izmaksām, bet vairāk kārtības labad un tad ātri visam piekrīt.

Lielākā daļa pacientu saprot, ka dziedināšanas process prasa laiku. Viņi iebildīs laika dēļ, bet darīs to vairāk aiz ieraduma, pēc kā ātri sapratīs teiktā absolūto iracionalitāti.

Kāpēc ir iebildumi?

Pirmkārt, mēs daudz runājam un neklausām pacientu, mēs bieži nedzirdam viņa vajadzības.

Otrkārt, mēs laicīgi sākam piedāvāt risinājumus, steidzoties demonstrēt mediciniskās zināšanas, neuzdodot pareizo jautājumu skaitu, lai noteiktu patiesās vajadzības.

Treškārt, mēs pieņemam savus individuālos lēmumus, nevis veidojam kopīgu viedokļu un kolektīva lēmuma fondu ar pacientu.

Ceturtkārt, mēs demonstrējam savas izvēles priekšrocības un nopelnus, parādot īpašības, bet nesaistām tās ar pacienta vajadzībām.

Piektkārt, mēs nenovēršam iebildumus servisa prezentāciju laikā mēs reti lietojam tādas frāzes kā: "Protams, no pirmā acu uzmetiena šis diagnostikas komplekss šķiet dārgs, bet, ja paskatās, tad tieši tas ļauj pilnībā atrisināt problēmu; ...", "Protams, tas jau ilgu laiku. Piekrītu. Tomēr tas ir visefektīvākais veids," "Jā, starp citu, es lasīju internetā, ka tas viss ir "krāpniecība". Bet tas ir tikai amatieru viedoklis. Vai tu piekrīti?

Iebildumus var iedalīt trīs kategorijās:

- iebildumi par izmaksām;
- iebildumi par termiņiem;
- iebildumi par kvalitāti.

Nepieciešams **vienkārši uzziniet atbildes** uz tiem un aktīvi tos izmantot. Nebaidieties no iebildumiem! Gaidi viņus un esi gatavs atbildēt!

31. noteikums. Apstrādājiet iebildumus saskaņā ar noteikumiem

Šeit ir sniegti soli pa solim sniegti norādījumi.

1. solis. Klausieties un pievienojieties iebildumam. Izrādiet maksimālu interesi ar savu skatienu un žestiem. Izmantojiet tādas frāzes kā: "Jā, es jūs saprotu", "Es justos tāpat", "Es jūs pilnībā atbalstu" utt.

2. solis. Noskaidrojiet situāciju. Nedomājiet par pacientu. Izmantojiet tādas frāzes kā: "Ko tu ar to domā?", "Lūdzu, norādiet savu domu!", "Lūdzu, komentējiet!", "Vai tas ir vienīgais iemesls, kas jūs mulsina?"

3. solis. Piekrītu. Atslābiniet pacientu ar savu "jā". Izmantojiet tādas frāzes kā: "Jā, dažreiz tā notiek", "Es piekrītu, tas ir svarīgi!"

4. solis. Izsakiet savu viedokli. Izmantojiet savienojumu "un" un izklāstiet savu alternatīvo viedokli, pamatojot to ar argumentiem. Izmantojiet tādas frāzes kā: "Un tajā pašā laikā ir arī cits viedoklis", "Un tajā pašā laikā jūsu gadījumā es izmantotu šo metodi, jo..."

5. darbība. Pārbaudiet, vai iebildums ir atcelts. Uzdodiet "zelta jautājumu". Izmantojiet tādas frāzes kā: "Es redzu, ka jums joprojām ir šaubas?", "Vai man izdevās jums pastāstīt par visām lietošanas priekšrocībām?", "Vai jūs piekrītat?", "Vai situācija ir noskaidrota?"

Nekas sarežģīts. Saglabā šo diagrammu savā galvā!

Nestrīdieties ar pacientu, neņem sarunas emociju plānā. Atcerieties **jūs esat uzņēmuma pārstāvis, kas nozīmē, ka esat biznesa cilvēks.** Satraukts, pārmērīgi žestikulējošs cilvēks neizskatās lietišķs, un visbiežāk viņš izskatās smieklīgi.

Uzdodiet precizējošus jautājumus. Tas palīdzēs izvairīties no nevajadzīgām emocijām, piekerties tēmai, kas patiešām izraisa pretestību, un attīstīt to.

Cieniet pacienta viedokli, lai cik svešs tas jums šķistu. Pacientam ir tiesības izteikt savu viedokli. Turklāt tas ir neaizstājams nosacījums ilgtermiņa attiecību veidošanai. Noteikti ir jāizveido kopīgs viedokļu fonds, lai nebūtu pārāk zemu izteikumu un sekojošas vilšanās. Mājās virtuvē ir par vēlu žēloties par pārsteidzīgi pieņemtu vai, gluži otrādi, nepieņemtu lēmumu.

Uzņemties atbildību. Nekad nenonieciniet pacientu, sakot: "Es nedomāju, ka jūs mani saprotat!" Pēc psiholoģiskas sakāves pacients nākamreiz no jums izvairīsies. Labāk ir teikt: "Es redzu, ka vēl neesmu varējis jums pilnībā nodot informāciju."

Nekas sarežģīts, vai ne?

PRAKTIKUMS

Pierakstiet formulu, kā rīkoties ar iebildumiem. Vienmēr paturiet to prātā.

32. noteikums. Izmantojiet standarta atbildes modeļus uz iebildumiem

Neatkarīgi no tā, cik daudzveidīgs iebildumu kopums var šķist, tos var reducēt trīs kategorijās: **naudu** ("dārgi"); **laiks** ("ilgi, nav laika"), **kvalitāti** ("Es neuzticos", "bet internetā raksta...", "Es to izdarīju iepriekš - tas bija neveiksmīgi").

Visam ir savi sarunu modeļi. Atrodiet sev tuvos, apgūstiet tos un izmantojiet tos.

Iebildumi par naudu

1. iespēja

Pacients: Man tas ir par dārgu!

Ārsts: Lūdzu, esiet konkrēts!

Pacients: Nu, es dzīvoju viena ar skolnieku, man nepietiek naudas, un man arī jāmaksā hipotēka!

Ārsts: Dārgi, piekrītu! Tajā pašā laikā šis pakalpojums ietver visu veidu infekciju pārbaudes, kas maksimāli izslēdz iespējamos jūsu slimības cēloņus. Mēs varēsim, kā saka, trāpīt buļļa acij, nevis šaut zvirbuļus no lielgabala. Galu galā tas palīdzēs ietaupīt gan laiku, gan naudu.

Pacients: Jā, es visu saprotu. Bet 10 000! Varbūt ir kaut kas, ko nevajadzētu iesniegt? Varbūt vēlāk?

Ārsts: **Labi. Kopīgi domāsim, kā varam optimizēt diagnostikas un ārstēšanas procesu.** Jūsu slimība – dzemdes gļotādas iekaisums – ir hroniska, kas nozīmē, ka kopš tās sākuma ir pagājuši vairāk nekā divi mēneši. Un tomēr mēs absolūti nevēlamies, lai process progresētu pirmsvēža un vēža slimībās. Un jūs esat jauna, skaista sieviete, un jūs, iespējams, vēlēsities vairāk bērnu!

Pacients: Nu jā!

Ārsts: **Protams, dzīve ir priekšā! Ja to neārstē, tas var kļūt sarežģīti. Tad tas noteikti maksās diezgan santīmu.** Tātad tas nav risinājums. Sakiet, kā būtu, ja mūs izmeklē pa posmiem un izdarām to divu mēnešu laikā? Vai 5000 mēnesī veselībai ir ērta summa jums?

Pacients: Laikam, jā!

Ārsts: Ļoti labi. Tad šos testus kārtosim tieši tagad (norādīts pierakstu lapā), pārējos var ieplānot nākamajā dienā pēc algas izmaksas - kad būs ērti!

Pacients: Mūsu alga ir 15.datumā!

Ārsts: Labi. Es pierakstu tikšanos uz pārbaudēm otrdien, 17. Vai tu piekrīti?

Pacients: Jā, protams!

Ārsts: Redziet, cik tas ir labi. **Vienmēr ir risinājums!** Apkoposim. Tagad ņemam daļu no pārbaudēm, pārējās pēc mēneša. Kad attēls būs skaidrs, mēs sāksim ārstēšanu. No pieredzes varu teikt, ka naudas izteiksmē tas aizņems apmēram divas nedēļas, es domāju, ka mēs saņemsim apmēram septiņus līdz desmit tūkstošus. **Plānojiet!**

Pacients: Labi! Vai tā būs uzticama ārstēšana?

Ārsts: **Neapšaubāmi. Tas ir vislabākais, ko izmantot jūsu situācijā.** Jūsu uzdevums tagad ir būt disciplinētam un stingri ievērot visus ārsta norādījumus. Tas palīdzēs izvairīties no nopietnām veselības problēmām nākotnē.

Pacients: Jā, es jūs uzklausīšu, dakter. Paldies!

2. iespēja

Pacients: Man tas ir par dārgu!

Ārsts: **Ar ko tu to salīdzini?** Šī pakalpojuma izmaksas ir salīdzināmas ar vakariņu izmaksām restorānā diviem. Bet, manuprāt, veselība ir vērtīgāka. Vai tu piekrīti?

Pacients: Nu jā!

Ārsts: Turklāt, **kā daļu no šī visaptverošā pakalpojuma** ietver visu nepieciešamo pētījumu sarakstu, lai nepalaistu garām vienu slimības cēloni. Mēs skaidri zināsim, ko ārstēt. Un neparakstiet plaša spektra zāles, kas var kaitīgi ietekmēt jūsu aknas vai attīstīt mikroorganismu toleranci. Ja ir nepieciešams atkārtoti lietot zāles, tās var būt neefektīvas.

Pacients: Jā!

Ārsts: **Vai jums joprojām ir kādi jautājumi?**

Pacients: Acīmredzot nē.

Ārsts: **Labi, ka varēju jūs pārliecināt. Tas ir svarīgi. Apkoposim...**

3. iespēja

Pacients: Man tas ir par dārgu!

Ārsts: **Uzticamas zāles nevar būt lētas.** Vai tu piekrīti?

Pacients: Saprast. Bet man tas joprojām ir pārāk dārgi. Es gribu un injicēt sev.

Ārsts: **Jā, no pirmā acu uzmetiena šķiet nedaudz dārgi.** Tad, kad sāc tajā iedziļināties, saproti, ka viss izdodas diezgan izdevīgi. **Salīdzināsim.** Grūtniecības konsultācija maksā 1600 rubļu, visaptverošs pakalpojums maksā tikai 1350, turklāt šeit ir iekļauti visi testi. Un par īpašu cenu. Apmaksājot pilnu grūtniecības novērošanas paketi, saņemsiet papildus 10% atlaidi. Olga Sergeevna, sakiet man, vai jums vienmēr ir ērti apmeklēt kliniku no rīta?

Pacients: Protams, nē. Man jālūdz brīvlaiks. Uz mani jau kolēģi skatās šķībi.

Ārsts: Jūs varat ierasties jebkurā izdevīgā laikā. Esam atvērti līdz 21:00. Pats galvenais, es vienmēr sazināšos. Ja jūsu pārbaudēs būs novirzes, tuvāko minūšu laikā varēšu par tām uzzināt un laicīgi reaģēt. Tas ir iespējams tikai mūsu klīnikā. Vai tu piekrīti?

Pacients: Noteikti!

Ārsts: 36. nedēļā es jūs iepazīstināšu ar ārstu, kurš dzemdēs jūsu mazuli. Es jūs nodošu no rokas rokā. Par uzticamību. Tātad **"dārgs – lēts" ir ļoti relatīvs jēdziens.**

Pacients: Jā. Tas tiesa. Man vajag padomāt!

Ārsts: Noteikti. **Izveidojiet jautājumu sarakstu.** Vai pietiks ar vienu dienu?

Pacients: Es domāju, ka jā!

Ārsts: Tad es jūs pieteikšu rītdienai, 27. novembrim. Vai 19:00 ir piemērots laiks?

Pacients: Jā.

Ārsts: **Ļoti labi. Tātad, gaidu jūs rīt, 27. novembrī, 19:00 ar jautājumiem. Ja uzskatāt, ka tas ir nepieciešams, nāciet kopā ar savu vīru. Kopā noskaidrosim visu, lai nepaliktu šaubas.** Jauku dienu, Olga Sergejevna!

Laika iebildumi

1. iespēja

Pacients: Tas viss, protams, ir lieliski. Bet es dodos komandējumā. Pārbaudei absolūti nav laika. Es atgriezīšos pēc mēneša un parūpēšos par savu veselību!

Ārsts: **Ļoti labi. Lai notiek,** Sergejs Ivanovičs! Man ir pretpiedāvājums. Ņemot vērā, ka esat tik biznesa cilvēks, jūs vienmēr esat komandējumos, **Iesaku racionālāku variantu.** Jūs tagad veicat visus testus, tie būs gatavi dienas laikā. Es tos apskatīšu un, ņemot vērā objektīvos datus, izrakstīšu ārstēšanu. Diagrammu nosūtīšu pa e-pastu. Jums būs jāmaksā tikai par attālināto konsultāciju. Tās izmaksas ir tikai 1000 rubļu. Kā jums tas patīk?

Pacients: Nu kāpēc gan ne? Vai es pats izdomāšu ārstēšanu?

Ārsts: Ja jums ir kādi jautājumi, mēs varam sazināties ar jums Skype. Vienkārši rezervējiet laiku manā grafikā iepriekš. Es domāju, ka labāk izvēlēties šo iespēju. Vīriešiem patīk atlikt...

Pacients: Ir tāda lieta!

Ārsts: **Vai mēs sekojam šim mijiedarbības modelim?**

Pacients: Jā, turpini!

Ārsts: **Tātad, Sergejs Ivanovič, tagad es jūs aizvedīšu pie atbalsta vadītāja un nodošu no rokas rokā.** Pārbaudes rezultātus varēsiet apskatīt šovakar savā personīgajā kontā. Es viņus arī redzēšu. Rīt no rīta pirms 12:00 uz e-pastu saņemsi ārstēšanas plānu. Tas prasīs divas nedēļas. Jautājumu gadījumā piesakieties attālinātai konsultācijai. Gaidu Jūsu tikšanos pēc mēneša, 20. augustā plkst.18:00.

Pacients: Jā, labi! Liels paldies!

Ārsts: Paldies! Lai tev jauks ceļojums!

2. iespēja

Pacients: Tik ilgi! Vesels mēnesis rehabilitācijai pēc operācijas! Oho!

Ārsts: **Natālija Stepanovna, ar ko tu to salīdzini?** Kleitas iegāde ir vesela ceremonija: apskatiet katalogus, konsultējieties ar draugiem, pielaikojiet veikalā. Noteikti vismaz mēnesi. Es pat nerunāju par mašīnu, bet lūk, tavs izskats! Mums ir jāpieiet šim jautājumam skrupulozi un delikātāk, nevis jāsteidzas. Vai tu piekrīti?

Pacients: Piekrītu. Tas arī maksā 12 000!

Ārsts: **Jā, bet, ja jūs dalāt šo summu ar ārstēšanas dienu skaitu, jūs saņemsiet tikai 400 rubļu dienā.** Manuprāt, lēti sirdsmieram. Ko tu domā?

Pacients: Patiesībā jā.

Ārsts: Apkoposim, Natālija Stepanovna...

Iebildumi par kvalitāti

1. iespēja

Pacients: Internetā lasīju, ka pietiek pārbaudīties uz hlamīdijām un ureaplazmu, un viss pārējais ir muļķības.

Ārsts: Kā tev šķiet, kam saprātīgs cilvēks noticētu: internetam, kur viss rakstīts, vai ārstam ar 10 gadu darba stāžu, medicīnas zinātņu kandidātam? Jūs noteikti neiekritīsit par šo ēsmu, jūs esat saprātīgs cilvēks! Tātad?

Pacients: Nu jā!

Ārsts: Noteikti! Tagad es jūs vadīšu, veicot pārbaudi, kas ir nepieciešama tikai jums, tā būs optimāla jūsu gadījumā. Paņemiet, lūdzu, tikšanās lapu. Paņemiet pildspalvu. Pierakstīt. Ja kaut kas nav skaidrs, jautājiet. Jums jāiet prom bez jautājumiem. Tas ir mūsu šodienas uzdevums.

Pacients: Labi. Paldies!

2. iespēja

Pacients: Esmu dzirdējis ne pārāk labas atsauksmes par jūsu kliniku.

Ārsts: **Es nemaz neesmu pārsteigts.** Ziniet, Irina Vladimirovna, par labām lietām ir ierasts klusēt, it īpaši medicīnā. Kurš pastāstīs par savu pozitīvo pieredzi iekaisuma ārstēšanā? Labākajā gadījumā viņi klusēs vai pat slēps ārstēšanas faktu. Cita lieta ir negatīvā pieredze. Mums ir jāatrod vainīgais. Un biežāk tas ir ārsts vai klīnika. Tas ir vieglāk. Un tad šim apskatam pievienojas vēl viens. Un ejam. Tā kā jūs esat šeit, tas nozīmē, ka jūs saprotat, ka viss ir diezgan subjektīvi. Man ir taisnība?

Pacients: Noteikti! Un tomēr, kādas ir garantijas?

Ārsts: **Es būšu godīgs ar jums:** Medicīnā 100% garantijas nav un nevar būt. Neuzticieties nevienam, kurš jums to sola. Visi cilvēki ir dažādi. Nav iespējams visu apvienot un paredzēt, kā konkrētā cilvēka ķermenis reaģēs uz konkrētu triecienu. Vienu varu droši garantēt: šī ārstēšanas metode jums ir visoptimālākā, ņemot vērā jūsu tuvākā laika plānus bērna piedzimšanai. Tas ir visekonomiskākais un laikietilpīgākais. **Vai tas jums ir svarīgi, ņemot vērā jūsu darba ritmu?**

Pacients: Jā, protams.

Ārsts: Vai es jūs pareizi sapratu, Irina Vladimirovna, ka mēs varam sākt apspriest stratēģiju un taktiku, lai sasniegtu mūsu kopīgo mērķi - ārstēt iekaisumu un sagatavoties ieņemšanai?

Pacients: Jā, turpini.

Ārsts: Ļoti labi. Priecājos, ka uzticaties man un klīnikai. Lūdzu, atcerieties, ka visas tikšanās ir jāveic ļoti disciplinēti. Lietojiet zāles stingri laikā, neizlaidiet procedūras. Tas ir svarīgi, lai sasniegtu pozitīvu rezultātu. **Vai jūs solāt?**

Pacients: Jā, protams. Man pašam tas interesē.

Ārsts: **Piekritu! Tātad...**

3. iespēja

Pacients: Pēdējo reizi, kad ārstējos, tas man nepalīdzēja. Tagad viss būs pa vecam. Varbūt kaut kas cits?

Ārsts: Saki man, Pjotr Sergejevič, kad tas bija?

Pacients: Apmēram pirms diviem gadiem.

Ārsts: Pastāsti man, ar ko tevi ārstēja. Vai jums joprojām ir receptes vai diagrammas?

Pacients: Jā, lūk.

Ārsts: Paldies. Kāds tu esi labs puisis, Pjotr Sergejevič, ar tevi viss ir tik kārtīgi. Paskatīsimies kopā... Kā jūs lietojāt šīs zāles?

Pasaki man. Un mēs devāmies uz procedūrām. Tātad? Kādā režīmā?

Pacients: Es lietoju zāles vienu tableti divas reizes dienā un gāju uz procedūrām desmit dienas. Iespaidi, godīgi sakot, nav patīkami.

Ārsts: Vai esat palaidis garām kādas procedūras vai tabletes? Varbūt dienu vai divas?

Pacients: Jā, tas notika vienreiz. Tad es paņēmu divas tabletes uzreiz...

Ārsts: Šeit ir negatīvā rezultāta iemesls. Ārstēšanai nepieciešama individuāla pieeja un precīza īstenošana. Šoreiz būsim disciplinētāki. Mūs abus tas interesē. Tātad jūs varat bezgalīgi tērēt naudu un laiku bez rezultātiem. **Vai tu piekrīti?**

Pacients: Tieši tā.

Ārsts: Nu, Pjotr Sergejevič, vai esat gatavs ārstēšanai?

Pacients: Vēl nezinu. Jādomā.

Ārsts: **Vai jums joprojām ir kādas bažas?**

Pacients: Es saprotu, ka man ir nepieciešama ārstēšana, bet es nevaru sagatavoties.

Ārsts: Petr Sergejevič, man vienmēr šķita, ka tava līmeņa cilvēki ir ļoti mērķtiecīgi un mērķtiecīgi. Jūs neesat izņēmums. Tas tiesa!

Pacients: Noteikti!

Ārsts: **Es domāju, ka šeit ir kaut kas atšķirīgs. Pastāstiet mums, un mēs apspriedīsim un koordinēsim savas darbības.**

Pacients: Mans grafiks ir ļoti saspringts. Es neesmu pārliecināts, vai dienas laikā varu atrast laiku procedūrām.

Ārsts: Vai 7:30 pirms darba sākuma ir pareizi?

Pacients: Tas būtu lieliski.

Ārsts: **Ļoti labi.** Tagad es jums paskaidrošu, kas ir jāņem un kādā secībā. Šeit ir pildspalva jums. Ierakstiet pierakstus tikšanās lapā un noteikti pajautājiet, lai viss būtu skaidrs.

Taču, ja ir kādi jautājumi, rakstiet uz Viber, atbildu no 14:00 līdz 15:00 vai vēlā pēcpusdienā, 20:00. Piekrita?

Pacients: Šaut!

Lūdzu, ņemiet vērā, ka ārsta frāžu beigās vienmēr ir jautājums par piekrišanu. Ja neesat saņēmis pacienta piekrišanu, jums būs jāatgriežas pie argumentiem un "zelta jautājuma". Ja konsultācijas laikā nevarējāt noņemt iebildumus, lūdziet pacientam izveidot jautājumu sarakstu un noteikti pierakstieties uz nākamo konsultāciju. Tas ir svarīgi!

PRAKTIKUMS

Uzziniet, kā reaģēt uz laika, kvalitātes un naudas iebildumiem. Neatkarīgi no tiem, kuri jums visvairāk "atbild", izmantojiet tos savā praksē.

33. noteikums: saņemiet saistības

Tas ir tas, kas mums tik ļoti pietrūkst! Tagad ir pienācis laiks atcerēties pieņemšanas mērķi: **saņemt no pacienta rakstiskas apņemšanās izpildīt medicīniskās receptes un/vai nākamās vizītes datumu**.

Daudzu labu un ļoti labu ārstu kļūda ir specifikas trūkums. Kontakts nodibināts, vajadzības apzinātas, diagnoze, ārstēšanas iespējas izstrādātas, iebildumi noņemti, un tikšanās beigās ārsts saka: "Padomā un nāc", "Kad iet garām". testus, nāc", "Konsultējieties mājās un nāciet." Tā rezultātā pacients aiziet un uz visiem laikiem pazūd no redzesloka. Nav brīnums, jo ar laiku entuziasms zūd. Pēc nedēļas pacients atceras tikai 30% no ārsta sniegtās informācijas. Turklāt tas bieži vien ir izkropļotā, izdomātā formā.

Ir ļoti svarīgi pareizi noformēt pieņemšanu!

Pārliecināti, skatoties pacienta acīs, jautājiet: "Kad jūs varat sākt ārstēšanu?"

Vai arī: "Vai jums ir ērti sākt ārstēšanu šodien vai rīt?"

Vai arī: "Cik lielā mērā jūs esat gatavs šodien pārbaudīt?"

Vai arī: "Ārstniecības telpā ir palikusi tikai viena vieta.

Vai šodien sāksim procedūras?

Vai arī: "Apspriedīsim, kādi speciālisti jums ir nepieciešami, un nekavējoties pierakstīsimies pie viņiem."

Vai arī: "Jūs un es esam pieņēmuši lēmumu. Sāksim izstrādāt detaļas."

Tavs uzdevums ir mudināt pacientu uz aktīvu rīcību!

Ja jūs nepareizi noformējāt vizīti un dzirdējāt atbildi: "Es par to padomāšu", "Es jums atzvanīšu un pierakstīšu vizīti", "Dakter, darīsim nākamreiz", jūs esat neveiksmīgi! Tas ir pieklājīgs atteikums, slēpts iebildums.

Analizējiet, kāpēc tas notika. Vai neradīja pārliecību? Vai tu steidzies? Vai neuzdevāt pietiekami daudz jautājumu? Vai jūs daudz runājāt un maz klausījāt pacientu? Vai nav skaidrības par cerībām? Vai neesat izskatījis savus iebildumus? Vai arī šeit ir kāds finansiāls motīvs?

PRAKTIKUMS

Analizējiet, kā pabeidzat tikšanos. Vai Jūs pierakstāties pie ārsta kolēģa, ārstniecības kabinetā, uz profilaktisko apskati?

34. noteikums: iesaistiet ģimenes locekļus un citus cilvēkus, kas pieņem finanšu lēmumus.

Medicīniskie pakalpojumi nav lēti. Bieži gadās, ka pacients piekrīt jums, paraksta dokumentus, bet pēc tam pazūd, neierodas vai ar dažādiem ieganstiem atliek vizīti. Bieži vien ir tikai viens iemesls - finansiāls, ko viņa vienkārši kautrējas minēt. Mums jāpalīdz viņai atrisināt šo problēmu.

Izdevumi, kas veido vairāk nekā 10% no ģimenes budžeta, prasa ģimenes locekļu kopīgus lēmumus, jo jānodrošina viss: īres maksājumi, ēdināšanas un izglītības izdevumi, kredīta maksājumi. Turklāt, pieaugot lēmuma mērogam, palielinās to pieņemšanā iesaistīto cilvēku skaits. Diskusijai var pievienoties ne tikai vīrs, bet arī māte, vīramāte un citi ģimenes locekļi. Kā ar to tikt galā?

Pirmkārt, **uzzināt, kurš ir apgādnieks ģimenē**, uzņemšanas laikā uzdodot konkrētu jautājumu: "Kas jūsu ģimenē pieņem finanšu lēmumus?" Jūs saņemsiet uzticamu atbildi. Tādējādi ir vieglāk izveidot stratēģiju turpmākai mijiedarbībai.

Otrkārt, **kļūt par mājas direktoru**. Paciente nekad nespēs saviem tuviniekiem izskaidrot tādā pašā valodā kā jūs par vienas vai citas ārstēšanas nepieciešamību. Viņas runa būs mazāk pārliecinoša, kas nozīmē, ka tas, ko viņa saka tavā vārdā, šķitīs apšaubāms. Lai no tā izvairītos, skaidri formulējiet, kas pacientei jāpastāsta savam vīram, koncentrējot uzmanību nevis uz produkta īpašībām (izmeklējumu komplektu, ārstēšanas metodi), bet gan uz to, ko **kā un kādas problēmas tas risina**.

«**Pastāstiet savam dzīvesbiedram**ka šis izmeklējumu saraksts ļaus īsā laikā iegūt pilnīgu informāciju par Jūsu veselības stāvokli un pieņemt lēmumu šeit un tagad. **Un pastāsti man vēlreiz**, ja izmeklējumus pagarināsim ar laiku, tie ārstēšanas brīdī var izrādīties neuzticami, jo dažu izmeklējumu derīguma termiņš ir mēnesis. Tas rada nepareizas ārstēšanas izrakstīšanas risku. **Jā, un neaizmirstiet**

pieminēt par statistiku, ko es jums šodien parādīju, ka katrai trešajai sievietei vēdera sāpes var būt saistītas ar..."

Tātad vienkāršos vārdos punkts punktā **iebāz viņai mutē pareizās frāzes** sarunām ar personu, kas pieņem finansiālus lēmumus ģimenē. Nekādā gadījumā nevajadzētu bombardēt pacientu ar tādām frāzēm kā "pastāvīga infekcija" vai "nosacīti patogēna flora". Viņa jau saprot, ka tas ir inteliģents cilvēks viņas priekšā, bet diez vai viņa spēs atkārtot šādus vārdus, vēl jo mazāk nodot tos pareizajā kontekstā. Viņa domās, ka ar viņu notiek kaut kas šausmīgs, viņa pastrādās, pārnāks mājās, un vīrs teiks: "Nu, tas nav par tevi. Tas pāries. Ejiet pie cita ārsta un saņemiet padomu!

Treškārt, **nepalaidiet garām iespēju uzaicināt pacientu uz nākamo tikšanos ar personu, kas pieņem vai piedalās finanšu lēmumu pieņemšanā (vīrs, māte)**. Tas ir visefektīvākais mijiedarbības veids! Ja šāda persona pieņemšanas laikā gaida pacientu koridorā, pirms situācijas un izmeklēšanas vai ārstēšanas taktikas pastāstīšanas, lai ietaupītu laiku un stāstītu pirmajā personā, uzaiciniet viņu uz kabinetu. Vispirms pajautājiet pacientam, vai viņai viss ir kārtībā.

Protams, pāra konsultēšana ir emocionāli grūtāka, jo ir divi iebildumi. Visi iebildumi ir jāizstrādā un jāsaņem apstiprinājums par piekrišanu kopīgām darbībām. Tas prasa divreiz vairāk spēka un enerģijas. Bet atcerieties pieņemšanas mērķi! Vai vēlaties to sasniegt? Vai vēlaties būt veiksmīgs ārsts? Pēc tam uzlabojiet savas prasmes šādos paņēmienos, un drīz jūs sāksit justies nevis kā nopratināšanā vai eksāmenā, bet gan sāksiet baudīt rezultātu.

Veiksmi!

PRAKTIKUMS

Sāciet tikšanās reizē jautāt, kurš ir ģimenes apgādnieks, lai ātri izvēlētos pacienta psiholoģiskās vadības stratēģiju.

Noteikums 35. Apkopojiet pieņemšanu

Lietojiet praksē, apkopojot tikšanās rezultātus!

Pirmkārt, tas palīdz **sistematizēt** viss, par ko vienojāties ar pacientu.

Otrkārt, tas dod jums iespēju **analizēt, vai iebildums ir atsaukts.** Ja nē, tas ļauj atgriezties iepriekšējā posmā – darbā ar iebildumiem.

Šeit ir dažas iespējas, kā beigt sarunu.

1. iespēja

"Tātad, apkoposim. Šodien vienojāmies, ka tiksiet izmeklēts pēc nepieciešamā saraksta. Es gaidu tevi rīt. Sakiet, vai jums ir ērta dienas pirmā vai otrā puse? Vai 8:30 jums der?

2. iespēja

"Sakiet man, vai viss ir skaidrs, ko mēs darīsim? Parunāsim vēlreiz. Šodien jūs tiekat pārbaudīti. Rīt gaidu 8:30, lai izlemtu jautājumu par hospitalizāciju. Tagad es jūs aizvedīšu uz procedūru kabinetu.

3. iespēja

"Tātad, mūsu pieņemšanas rezultāti ir šādi. Šodien jūs tiekat pārbaudīts. Nāc uz tikšanos rīt pulksten 8:30. Mēs lemjam par hospitalizāciju. Tagad es jūs aizvedīšu uz procedūru kabinetu.

4. iespēja

"Mūsu līgumu rezultāti ir šādi. Šodien ņemat visus testus, rīt 8:30 gaidu uz tikšanos, lai izlemtu jautājumu par hospitalizāciju. Vai viss ir pareizi? Tad ļaujiet man jūs aizvest uz procedūru telpu."

5. iespēja

"Šodien mēs vienojāmies, ka jūs tiksit pārbaudīts. Rīt gaidu uz tikšanos 8:30, lai izlemtu jautājumu par hospitalizāciju. Vai es kaut ko palaidu garām? Tagad es jūs aizvedīšu uz procedūru kabinetu.

Un neaizmirstiet novēlēt pacientam labu dienu!

Noteikums 36. Mīlestība veikt medicīniskās piezīmes.

Medicīnisko pakalpojumu sniegšanai ir pievienoti daudzi dokumenti, sākot no pakalpojumu sniegšanas līguma un beidzot ar veiktā darba pieņemšanas aktu. No vienas puses, tas viss ir darbietilpīgi un kaitinoši, no otras, viss, kas nav ierakstīts uz papīra, neeksistē.

Daži dokumenti, piemēram, pakalpojumu sniegšanas līgums, piekrišana personas datu sniegšanai, informācija par valsts garantijas programmu, veiktā darba pieņemšanas akts, regulē pacienta un klīnikas attiecības, citi ir tikai medicīniski un tie, kā likums, izraisa nepatiku. Bet velti!

Recepšu lapa, apzināta piekrišana, informēts atteikums, slimības vēsture, izraksts no slimības vēstures, medicīniskās komisijas protokoli, receptes - tam visam ir ne tikai juridiska, bet arī komerciāla nozīme. Izdomāsim.

1. Ambulatorā pacienta medicīniskā izziņa (f. 025/y-87, 025/y-04)

Pirmkārt, šis **mārketinga instruments**.

Vārds, vecums, dzimums, dzīvesvieta, darba vieta, profesija – visam ir nozīme sakaru veidošanā ar pacientu. Šie dati ir nepieciešami, lai apzinātu vajadzības un veidotu ilgtermiņa attiecības (ne velti medicīnisko karti glabā 25 gadus!).

Otrkārt, šis **analītiskais rīks**.

Kad ārsts raksta, viņš domā, saliekot visus simptomus un receptes vienā bildē, un izdara secinājumus nevis skrienot, bet pamatīgi. Tas ir tas, kas mums ir nepieciešams – redzēt cilvēku kopumā, nevis viņa individuālo slimību.

Šādos brīžos uzreiz rodas jaunas noderīgas domas ("Jāpārbauda arī glikozes līmenis", "jākonsultējas arī ar dermatologu" utt.).

Trešķārt, šis **juridiskais instruments**.

Pārsteidzoši, ka ārsti ir juridiski bikli, bet tajā pašā laikā viņi atstāj novārtā medicīnisko uzskaiti vai neuzmanīgi glabā tos, vai pat pavisam pazaudē kaut kur uz galdiem, palodzēm, skapjos. Bet tieši medicīniskie dokumenti ir galvenais pierādījums sūdzību un tiesas prāvu analīzē. Statusa apraksti, apskates lapas, dienasgrāmatas – visam ir nozīme.

Pacienta medicīniskā dokumentācija ir jāaizpilda tikšanās beigās. Parasti ir divas galējības. Daži ārsti ir pieraduši jautāt un pierakstīt lietas, skatoties uz karti, citi, gluži pretēji, uzkrāj neaizpildītas kartītes līdz dienas vai nedēļas beigām. Jāatceras: pacients samaksāja par tikšanos. Viņš nopirka ne tikai jūsu profesionalitāti, bet arī uzmanību. Jūsu pienākums ir veltīt tam savu laiku un attaisnot cerības. Tāpēc pieņemšana jāveic stingri atbilstoši tehnoloģijām: jāidentificē vajadzības, jāpiedāvā risinājumi, jāizstrādā iebildumi, jāfiksē saistības uz papīra.

Tad notikumu attīstībai var būt divi varianti.

• Lūdziet pacientu uzgaidīt kabinetā, nodrošinot iespēju ērti uzturēties.

Jūs varat teikt: "Man ir jāaizpilda jūsu medicīniskais dokuments. Tas prasīs ne vairāk kā piecas minūtes. Pārskatiet vēlreiz visas tikšanās, lai mēs varētu noskaidrot visus jautājumus. Vai man palūgt tēju?"

• Uzziniet no pacienta, vai viss ir skaidrs. Sazinieties ar atbalsta vadītāju, vēlreiz pārrunājiet galvenos uzdevumu punktus un izpildes termiņus. Pēc tam atgriezieties, aizpildiet pacienta medicīnisko ierakstu un ar sasnieguma sajūtu, ierakstu noglabājot arhīvā, gatavojieties tikšanai ar nākamo pacientu.

Tas ir vienkārši! Vai ne?

2. Ambulances novērošanas kontroles karte (f. 030/u-04)

Šī ir lieliska iespēja vēlreiz atgādināt pacientam un sev par klīniskās novērošanas nepieciešamību ar visām no tā izrietošajām sekām – pierakstu un slimības kontrolei nepieciešamo izmeklējumu sarakstu stingri noteiktā laikā. Lielisks mārketinga triks!

3. Uzdevumu lapa

Šis dokuments satur **diagnoze** (to var izmantot, lai sistematizētu pacientus pa ambulances grupām); **uzņemšanas dienā pabeigtās tikšanās; tikšanās kavējas laikā** (pienākumi apmeklēt citus speciālistus un veikt laboratoriskos un instrumentālos pētījumus; nepieciešami, lai vadītājs sastādītu pacientam maršrutu caur klīniku un novērstu pacienta izbraukšanu uz citu ārstniecības iestādi); **nākamā tikšanās datums** (pacienta apņemšanās atgriezties pie ārsta, nākamais solis jūsu attiecībās); **nākamās tikšanās mērķis** (skaidri formulēta nostāja, kas nepieciešama veiksmīgai telefonsarunai starp gadījuma vadītāju un pacientu nākamā ierašanās datuma priekšvakarā); **ārsta un pacienta paraksts.**

Tikšanās lapa ir divu pušu rakstiska apņemšanās.

Visi ārsta ieteikumi **jābūt skaidram** pacientam. Iedodiet viņam pildspalvu, palūdziet viņam vēlreiz pārskatīt tikšanās sarakstu, ierakstīt atbildes un veikt piezīmes. Veicot piezīmes, pacients savā galvā iet pāri savām darbībām un tās plāno.

Svarīgi, ka **receptes uz lapas stingri atbilda diagnozei.** Recepšu lapā jānorāda visi izmeklējumi un manipulācijas, kas nepieciešamas pacienta ar konkrētu diagnozi problēmu risināšanai saskaņā ar pieņemtajiem standartiem un protokoliem pacientu ar šo slimību ārstēšanā. Ja kāda iemesla dēļ pacients atsakās no daļējas vai visas nozīmētās ārstēšanas, tas ir jānorāda.

Lapa jāparaksta!

4. Informēta piekrišana

Tas var ietvert arī atteikšanos saņemt kādu pakalpojumu, piemēram, grūtniecības uzraudzību vai ārstēšanu. Tā, protams, ir manipulācija, bet ar labiem nodomiem.

Pirmkārt, jūs kā ārsts, zinot pacienta stāvokli, nevarat viņu palaist. Jūs esat par to morāli atbildīgs. Ja pacients atsakās no ārstēšanas klīnikā, šāds dokuments jūs apdrošinās.

Otrkārt, atteikumu var padarīt atsaucamu, lai jūs jebkurā laikā varētu atgriezties pie mijiedarbības. Ja nav iespējams parakstīt atsevišķu dokumentu, lūdziet pacientam pašam izdarīt ierakstu medicīniskajā dokumentācijā, piemēram: "Es atsakos no pārsiešanas, jo dzīvoju tālu" vai "Es atsakos no novērošanas eksperta līmenī". klīnika" utt. Parakstot šādu atteikumu saņemt konkrētu pakalpojumu, pacients parasti sāk šaubīties, vai viņš rīkojas pareizi. Neesiet kategorisks **piedāvāt šādā situācijā nevis atteikumu, bet piekrišanu.**

Informētas piekrišanas ir jāparaksta tikšanās dienā, nevis pakalpojuma sniegšanas dienā. Tādā veidā var pārliecināties, ka jautājumi ir izsmelti, saņemti brīdinājumi par iespējamiem sarežģījumiem un noņemti iebildumi. **Tas ļauj saprast, ka pacienta lēmums ir apzināts**, kas nozīmē, ka turpmāko sūdzību un tiesvedības risks ir minimāls. **Viss ir kā notāram: ar roku rakstīts paraksts pie labas veselības un skaidra prāta – nodrošinot atbildību par pieņemto lēmumu.**

Ārsti bieži kautrējas sniegt pacientam informētu piekrišanu parakstīšanai, lai gan tikai ārsta pienākums ir izskaidrot visus iespējamos riskus un sekas, pašam to parakstīt un nodot pacientam parakstīšanai. Dažkārt ārsti neatrod īstos vārdus vai, baidoties zaudēt pacientu, vienkārši klusē par vienas vai citas manipulācijas iespējamām sekām, dodot priekšroku dokumentu kārtošanu pārcelt uz atbalstu vadītājiem. Velti! Jums tikai jāiemācās to izdarīt!

Piedāvājiet parakstīt dokumentus nevis savā vārdā, bet gan klīnikas vārdā;

Šeit ir dažas iespējas.

1. iespēja

"Saskaņā ar klīnikas noteikumiem mums šodien jāparaksta informēta piekrišana ārstēšanas kursam."

2. iespēja

"Saskaņā ar medicīnisko dokumentu kārtošanas noteikumiem ir jāfiksē visi pacientu atteikumi no piedāvātās ārstēšanas. Lūdzu, parakstiet atteikšanos no hospitalizācijas.

3. iespēja

"Ārsta darba pienākumos ietilpst obligāta informācija par sarežģījumiem, ko var izraisīt šī pētījuma metode. Riski ir minimāli: 1 no 1000 gadījumiem, bet tie pastāv. Jums vajadzētu zināt par tiem. Šis... Lūdzu, parakstieties, ka esat informēts."

5. Izraksts no slimības vēstures

Lieliska iespēja vēlreiz demonstrēt savas analītiskās prasmes un klīnisko domāšanu sev, pacientam un ārsta kolēģim, kuram nododat pacientu no rokas rokā. Rūpīgi un profesionāli sagatavots paziņojums izcels jūsu medicīnisko līmeni un uzlabos jūsu reputāciju.

6. Receptes

Mums būs jāatceras latīņu valoda un farmakoloģija!

Recepte ir galvenais nosacījums zāļu iegādei aptiekā, ja vien tas, protams, nav analgin. Farmaceiti kā likumpaklausīgi cilvēki no pacientiem nepieņem nepareizi aizpildītas receptes ar nepareizi izrakstītu devu vai aktīvo vielu. Viņi vienkārši saka: "Recepte ir uzrakstīta nepareizi. Mums nav tiesību pieņemt. Ļaujiet savam ārstam to pareizi uzrakstīt un apzīmogot pareizajā vietā. Tas ir viss, jūsu kā profesionāļa reputācija ir pasliktinājusies. Tāpēc jums ir jākrata vecie laiki un jāatceras medicīnas augstskola.

Tā šķietami rutīnas un reti nepieciešamie dokumenti var kļūt par vienu no tavas reputācijas un veiksmes sastāvdaļām.

4. nodaļa
Profesionalitāte

Noteikums 37. Materializējiet savas profesionālās zināšanas

Ārsts ir profesija, kas prasa nebeidzamu profesionālo attīstību. Daudzi ārsti to saprot un cītīgi mācās. Bet kāpēc mēs tik reti domājam par ko **apmācībās ieguldītais laiks arī ir resurss, kam vajadzētu nest naudu;** Ārsta zināšanām jāstrādā pacienta, ārsta un klīnikas labā.

Sertifikācijas cikli, padziļinātas apmācības, pilna laika un distances kursi, kongresi, apaļie galdi, farmācijas kompāniju ielūgumi - ārsti parasti uzskata šādus pasākumus kā ballītes, kurās var parādīt sevi un paskatīties uz citiem, un viņi zaudē daudz.

Kā būtu jārealizē medicīniskās zināšanas?

Pirmkārt, ārsta pamatzināšanām jāmaterializējas formā **stingra pacientu pārvaldības standartu un protokolu ieviešana** ar vienu vai otru patoloģiju. Turklāt standarts drīzāk ir medicīnas iestādes kaujas gatavības rādītājs. Tas ir minimums **kvalitātes atbilstības līmenis,** kas tiek novērtēts valsts galvojumu sistēmā.

Turklāt ir medicīniskās aprūpes sniegšanas procedūras, protokoli un klīniskie ieteikumi. To visu var un vajag izmantot savā praksē papildus standartiem, izklāstot savus argumentus un domu gājienu pacienta medicīniskajā dokumentācijā.

Nevar noliegt, ka ārsti ir pārslogoti. Tas ir visizplatītākais viņu stereotipiskās domāšanas attaisnojums. Turklāt pastāv bailes no medicīniskās jaunrades juridiskiem sarežģījumiem. Bet katrs izdara savu izvēli: šodien ir "Murkšķa diena" jeb pašrealizācijas diena.

Otrkārt, konferencē iegūtās ārsta zināšanas, īpaši, ja apmācību apmaksāja klīnika, **jābūt pieejamai visiem ārstniecības iestādes ārstiem.**

Pēc konferences rīkojiet apaļo galdu, pastāstiet, kurp virzās medicīna, kas jauns citās klīnikās. Kad notiek informācijas apmaiņa, mēs kļūstam bagātāki, jo kolēģu domas un idejas tiek pievienotas mūsu pašu domām un idejām. Es zinu, ka ārstiem nepatīk to darīt, it kā viņi nevēlas konkurenci. Neesiet mantkārīgs! Ja jūs patiesi virzāties pa profesionālās izaugsmes ceļu, jūs vienmēr būsiet savu kolēģu autoritātē. Un, ja jūs varat palīdzēt viņiem paplašināt savu profesionālo redzesloku un palielināt honorārus, jūs iegūsit cieņu un ieteikumus.

Trešķārt, zināšanām ir jāmaterializējas **jauna pakalpojuma ieviešana cenrādī**. Nez kāpēc tikai neliela daļa ārstu pēc notikumiem ierosina vadībai papildināt nomenklatūru ar jaunu pakalpojumu vai mainīt pacienta izmeklēšanas kārtību. Protams, vadība prasīs medicīnisku un ekonomisku pamatojumu. Cik pacienti tiek gaidīti šim pakalpojumam mēnesī, gadā, kādi palīgmateriāli ir nepieciešami? Bet, ja jūs saprotat ieviešanas iespējamību un ekonomiskos ieguvumus, tas nebūs grūti.

Mācoties, vienmēr uzdod divus jautājumus. Pirmkārt: "Kāpēc man tas ir vajadzīgs?" Otrkārt: "Kā iegūtās zināšanas var izmantot, lai gūtu panākumus?" Un neaizmirstiet viņiem atbildēt.

PRAKTIKUMS

Analizējiet, vai pēc nākamās apmācības cenrādī vienmēr ieviešat jaunu pakalpojumu.

38. noteikums. Apgūstiet papildu prasmes un zināšanas

Pat ja viss notiek lieliski un pacientu ir daudz, jums nevajadzētu atslābināties. **Pacienti ir konkurentu pastāvīgu medību objekts.** Atveras jaunas klīnikas, parādās jaunas tehnoloģijas, dzīve var mainīties vienā naktī. Miers ir ilūzija. Atmetiet ieradumu braukt, pamatojoties uz pagātnes sasniegumiem.

Mūsdienās kļūst par normu ierasties pie ārsta, kura kabinetā ir ultraskaņas aparāts. Neatkarīgi no ārsta specialitātes (ginekologs, urologs, ķirurgs) viņš to aktīvi izmanto diagnozes noteikšanai. Protams, tādus pētījumus kā augļa stāvokļa skrīnings vai detalizētas iekšējo orgānu 3D pārbaudes vislabāk uzticēt ultraskaņas diagnostikas speciālistiem. Bet savas specialitātes ietvaros jūs zināt vairāk un labāk varēsiet savienot klīnisko un ultraskaņas attēlu.

Ķirurgi apgūst intīmās ķirurģijas prasmes. Tagad tas ir modē. Endokrinoloģija ir populāra ginekologu vidū, hemostasioloģija terapeitu vidū, triholoģija kosmetologu vidū, bet akupunktūra - neirologu vidū.

Diagnozei, kā likums, ir nepieciešamas zināšanas vairāk nekā vienā medicīnas disciplīnā. Un internista pieeja pacientu problēmu risināšanā liek ārstam pastāvīgi apgūt saistītās specialitātes. Šāda integrēta pieeja noved pie tikšanos loka paplašināšanās un līdz ar to arī vidējā rēķina pieauguma.

Tātad, kā sūklis, uzsūc visu jauno un, galvenais, pieprasīto. Realizējiet sevi pacientu un savas ģimenes labā.

Uzziniet! Uzziniet! Uzziniet!

39. noteikums. Atklājiet personalizēto medicīnu

Tas ir jauns mūsdienu medicīnas zinātnes attīstības vektors, kas virza medicīnas prātu uz to **individuālās pieejas ceļš** – ņemot vērā slimību kopumu, dzīvesveidu un slimību ģenētisko marķieru klātbūtni. Tas ir tas, par ko pacienti sapņo. Medicīnas valodā to sauc par internistu pieeju. Pacienta valodā - **individuāla visaptveroša pieeja** (kad viņi nesteidzas pie ārstiem, kad nav pretrunu starp receptēm un nav vilšanās no mūsu medicīnas).

Personalizētā medicīna ņem vērā noslieci uz noteiktām slimībām, pamatojoties uz gēnu mutāciju esamību un to aktivizācijas iespējamības pakāpi, slimības vēsturi, slimību klātbūtni, pacienta dzīvesveidu un vides faktoriem.

Ārsti aktīvi izmanto dermatoģenētiku, lai izvēlētos injekcijas vai ādas lāzerterapijas metodi, imunoģenētiku, lai prognozētu organisma reakciju uz vakcīnas profilaksi, un trombofīlijas gēnu mutāciju izpēti, lai noteiktu aborta vai priekšlaicīgas placentas atdalīšanās cēloņus. Farmakoģenētika strauji attīstās, ļaujot pielāgot ārstēšanu organisma ģenētiskajām īpašībām. Individuāli izvēloties zāļu devu, paaugstinās ārstēšanas efektivitāte un tiek samazināts komplikāciju un blakusparādību risks.

Nepalaidiet garām brīdi! Jūs nevarat nosnausties! Uz priekšu, par zināšanām!

Kolēģi! Jūs esat labi darīts! Apgūtas pamatzināšanas saskarsmē ar pacientiem. Tagad ir svarīgi visu likt lietā un noteikti priecāties par savām uzvarām!

Ja plānojat turpināt attīstīties, ieviest psiholoģiskus rīkus saziņai ar pacientiem un dzīves gājienus, lai gūtu panākumus medicīnā, es iesaku pāriet uz augstāku apmācību līmeni par savu profesionālo medicīnisko zināšanu monetizāciju.

2. daļa

Augsts līmenis. Motivējoša konsultācija pacientiem

5. nodaļa

Biežākās kļūdas, konsultējot pacientus, un veidi, kā no tām izvairīties

Pirmkārt, izdomāsim, kādas nepilnības neļauj ārstam sasniegt savu mērķi - **motivēt pacientu atveseļoties ar aktīvām darbībām, kas vērstas uz medicīnisko recepšu ieviešanu īstajā vietā un laikā.**

Tādas ir tikai dažas.

1. Nespēja un nevēlēšanās pārdot

Bieži vien jēdzienam "pārdošana" ārsta prātā ir zināma negatīva pieskaņa. To uztver vai nu kā uzspiešanu, vai kā pārmērīgu flirtēšanu ar pacientu.

Ārsti ir pieraduši justies kā zināšanu nesēji, nevis to pārdevēji. Ļaujiet viņiem teikt, ka tirgotāji un menedžeri mani pārdod, bet es nevēlos ar to neko darīt. Tas ir fundamentāli nepareizi. **"Pārdevēja" uzdevums ir apzināt klienta vajadzības, sāpes un piedāvāt problēmu risinājumus, "noslēgt" iebildumus un šaubas.** Vai tas nav tas, ko kompetents ārsts nedara tikšanās laikā?

Zīmīgi, ka pacienti arī nevēlas, lai ārsts viņiem pārdod pakalpojumu. Galu galā viņiem vārdam "izpārdošana" ir komerciāla nozīme. Jā, būtībā tā ir preču vai pakalpojumu apmaiņa pret naudu, ko apliecina pabeigšanas sertifikāts un kvīts. Tas notiek reģistratūrā, un nav svarīgi, kas to finansē – pats pacients, viņa darba devējs vai valsts. Bet cilvēks, kurš nāk pie ārsta, vēlas, pirmkārt, sirsnību, rūpes, iejūtību, palīdzību. Tāpat kā ikviens no mums, neatkarīgi no tā, kādas sāpes mēs cenšamies mazināt.

Tieši šīs gaidas veidoja pamatu no psiholoģiskā viedokļa svarīgiem posmiem, kurus biznesa literatūrā sauc par pārdošanas posmiem.

Konsekventa pāreja no skatuves uz posmu nodrošina (jānodrošina!) vēlamā rezultāta sasniegšanu gan no pārdevēja, gan pircēja puses.

Atcerēsimies pārdošanas posmus.

1. Sagatavošana (informācijas analīze).

2. Kontakta nodibināšana.

3. Vajadzību apzināšana.

4. Pakalpojuma prezentācija atbilstoši identificētajām vajadzībām.

5. Iebildumu novēršana un izskatīšana.

6. Līguma/darījuma noslēgšana.

7. Upsells.

Šī ir klasiska tehnoloģija, kas tiek izmantota visās uzņēmējdarbības jomās. Nav svarīgi, ko jūs pārdodat: ceļojumu uz Turciju, dīvānu vai māju. Savā ziņā visa mūsu dzīve ir nepārtraukta pārdošana!

Paskaties apkārt! Piemēram, jūsu mērķis ir pārliecināt bērnu beidzot sākt sportot. Diez vai tu ieskrisi viņa istabā, kliedzot: "Kāpēc tu vēl neesi aizgājis uz futbola sadaļu?" Noteikti izvēlaties sev piemērotu laiku, mierīgu vidi, gaidāt, kad bērnam būs labs garastāvoklis, intuitīvi saprotot, ka konstruktīvai sarunai un jo īpaši rezultātam ir nepieciešama draudzīga atmosfēra. Kā jūs sākat darbu? Visticamāk, vispirms tu jautā: "Dēls, kā tev iet? Ko tu ēdi šodien? Komunikācijā to sauc *maza runa* - īsa saruna. Tas ir nepieciešams, lai izveidotu kontaktu - viens no mūsu plāna punktiem.

Tad jūs, iespējams, uzzināsiet, kāds sporta veids patīk jūsu dēlam, tādējādi apzinot viņa vajadzības. Un nākamais solis ir iepazīstināt ar nodarbību nozīmi un izstrādāt iebildumus ("Kad es pildīšu mājasdarbus?" vai "Paška neiet, bet vai es esmu rudmate?"). Ja viss noritēja labi un jums izdevās novērst visus iebildumus (šim nolūkam jūs izmantojat arī savas tehnoloģijas), jūs ar dēlu pārietat uz darījuma noslēgšanas posmu - plānojat apmeklēt pirmo nodarbību. Ja viss ir gājis patiešām labi, nāks "papildu izpārdošana": "Vai varat man palīdzēt un uzņemties mājsaimniecības pienākumus - pa ceļam no apmācības aiziet uz veikalu pēc piena?"

Vai arī iedomājieties, ka jūs gatavojaties iegūt darbu foršā klīnikā. Protams, ja visus diplomus izgāzīsi uz topošā direktora galda un lepni runāsi par saviem nopelniem, tev ir iespēja tikt pieņemtam. Bet ticiet man kā darba devējam: jūs pieņems ar vēl lielāku vēlmi un prieku, ja sāksiet tikšanos, teiksim ar lietišķu komplimentu: "Paldies, ka veltījāt laiku!", un tad jautāsiet: "Kā es varu būt noderīgs. uz klīniku?" Tā gudrs pretendents nosaka topošā darba devēja vajadzības.

Protams, CV ir jāapraksta biogrāfija, kompetences un nopelni. Protams, viņiem ir sava loma. Bet ne mazāk **pārdošanas prasmes, sevis prezentēšana un spēja uzvarēt**. Dialoga laikā vadītājs novērtē šos talantus.

Vai ārstam vajadzētu izmantot tās pašas prasmes tikšanās laikā? Nevajag, ja esi medicīnas spīdeklis, cilvēki stāv rindā, lai tevi redzētu, uzklausa katru vārdu un pēc tikšanās skrien pildīt noteiktās tikšanās. Ja tas nav tieši jūsu stāsts, iesaku analizēt savu ārsta apmeklējumu no pārdošanas posmu viedokļa. Vai jūs vienmēr pārvietojaties saskaņā ar shēmu un sasniedzat vēlamo rezultātu - pacienta recepšu sarakstu izpilda klīnikā, nevis kaut kur malā? Vai gadās, ka pacients noslēpj jūsu ieteikumus attālā atvilktnē un dodas pēc padoma pie kaimiņa vai Google?

Konsekvence, uzmanība pacienta vajadzībām, pacietība – tas ir tas, kas nes rezultātu. Ko īsti vēlas cilvēks, kas sēž jūsu priekšā? Atbrīvoties no sāpēm vēdera lejasdaļā vai iegūt ilgi gaidīto grūtniecību pēc iespējas īsākā laikā? Atbrīvojieties no akūtas muguras sāpēm vai aizmirstiet par tām uz visiem laikiem? Lūk, kas jums jānoskaidro, pirms paziņojat par ārstēšanas algoritmu. Galu galā tie, redz, ir pavisam citi uzdevumi un dažādi eksāmenu apjomi, cita motivācija un cita nauda.

Jā un **pareiza ārstēšana ir jāpiedāvā saprātīgi un smalki**. Lai pacientam nebūtu šaubu: mēs esam uz pareizā ceļa. Biežāk diemžēl notiek savādāk. Noskaidrojis, kur sāp, daktere sniedz vienīgo pareizo, viņaprāt, ārstēšanas programmu un beigās pat piesprauž: "Vai tu visu saproti?" Ja kāds ar tevi tā runātu reģistratūrā, ko tu atbildētu? "Protams, saprotams. Es neesmu muļķis!" Un mājās viņus mocītu šaubas un jautājumi. Un tas nav fakts, ka mēs atgrieztos pie šī ārsta.

Jūs nevarat ignorēt pārdošanas posmus, jūs nevarat tos apmainīt vai pāriet uz nākamo, nepārstrādājot iepriekšējo. Ja vēlaties sasniegt rezultātus, protams.

Vienmēr paturiet prātā pārdošanas posmus. Tas ir konsultāciju pamats. Turpiniet pacietīgi no soļa uz soli, pat ja jums ir tikai 15 minūtes.

2. Nespēja klausīties un dzirdēt svarīgu informāciju

Ārsti bieži slikti klausās. Pacients nāk pirmām kārtām ar garīgām sāpēm, ar vēlmi runāt. Viņa vārdos var dzirdēt daudz nozīmes gan diagnozes noteikšanai, gan nepieciešamo argumentu atrašanai. Nemaz nerunājot par to, cik apburošs izskatās sarunu biedrs, kurš prot klausīties 70% laika.

Veiciet eksperimentu. Lūdziet ierakstīt savu konsultāciju vai dariet to pats ar pacienta rakstisku piekrišanu. Analizējiet, cik daudz laika jūs runājat, cik ilgi viņš runā. Ārstu problēma ir informācijas izgāšana uz pacienta galvas, neņemot vērā konkrēto situāciju, viņa jūtas un prioritātes.

Ir svarīgi ierakstīt informāciju īsu kopsavilkumu veidā uz papīra. Tas ļaus **nepalaidiet garām galveno un prasmīgi ievietojiet pacientam svarīgus faktus ārstēšanas prezentācijā, atsaucoties uz viņa paša vārdiem.**

Ļaujiet man sniegt jums piemēru: "Ivan Ivanovič, jūs teicāt, ka pirmo reizi sajutāt sāpes pirms pāris nedēļām. Pa labi? Līdz ar to process jau ir ilgstošs, hronisks. Jums un man vajadzētu pievērsties ārstēšanai no šī viedokļa. Vai tu neiebilsti?"

Vai arī šādi: "Olga Sergejevna, es pamanīju, ka daudziem jūsu ģimenes locekļiem ir diabēts. Jūs arī esat pakļauts riskam. Jums un man tas ir jāņem vērā, izrakstot ārstēšanu. Vai tu piekrīti?

Klausieties pacientu un tveriet svarīgu informāciju, ko vēlāk izmantot, demonstrējot ārstēšanas iespējas.

3. Ieradums runāt valodā, kuru pacients nesaprot

"Iespējams, nav izsmeļošas definīcijas jēdzienam "nanotehnoloģijas", bet pēc analoģijas ar šobrīd esošajām mikrotehnoloģijām izriet, ka nanotehnoloģijas ir tehnoloģijas, kas darbojas ar nanometra kārtu. Tāpēc pāreja no "mikro" uz "nano" ir kvalitatīva pāreja no manipulācijas ar vielu uz manipulācijām ar atsevišķiem atomiem.

Grūti saprast, vai ne? Tāpat pacients, pat ar augstāko izglītību, ātri nogurst un maz sapratīs, ja sāks runāt par hronisku uretrītu subakūtā stadijā ar adhēziju veidošanos un urīnizvadkanāla destrukciju. **Ja vēlaties, lai pacients ievērotu visus norādījumus, runājiet ar viņu vienā valodā.**

Protams, visi zina, kas ir iekaisums. Tas ir tad, kad tas sāp, kļūst sarkans un uzbriest. Aizstājiet frāzi "akūts holecistīts" ar "žultspūšļa iekaisumu", un pacients uzreiz iedomāsies šo žultspūsli: slims, cieš, kam nepieciešama ārstēšana. "Apopleksiju" var aizstāt ar vārdu "brūce", "iznīcināšana" - "formas maiņa". Protams, nevajadzētu pārspīlēt un zīmēt skrienošus mikrobus. Galu galā jūs esat eksperts ārsts. Jūsu runā ir jābūt gudriem, stingriem vārdiem. Bet pārliecinieties, ka aiz tiem esošā jēga nepaliek pacientam.

Runājiet vārdos, kurus pacients var saprast. Tevi jāsaprot gan bērnam, gan uzņēmējam.

Nesaprotamu informāciju nevar saprast, un tāpēc tā netiks uztverta kā aicinājums uz darbību.

PRAKTIKUMS

Tulkojiet frāzi jebkuram pacientam saprotamā valodā: "Nezināmas izcelsmes akūta elpceļu vīrusu infekcija".

4. Sprūda vārdu izmantošana

Vienu un to pašu informāciju, kas sniegta dažādos vārdos, sarunu biedrs uztvers atšķirīgi. Dažreiz, **lai iespaidu no mīnusa mainītu uz plusu, pietiek teikumā aizstāt tikai vienu vārdu**. Mēģiniet, piemēram, izslēgt no saziņas ar pacientu jēdzienus ar zaudējuma konotāciju: "maksāt", "aiziet", "tērēt", "cena", "pirkt". Nomainiet tos ar citiem, pozitīviem: "ir", "savu", "ieguldīt". Vārdus ar saistību nokrāsu, piemēram, "vienošanās", "dokuments", "apstiprināt", var viegli aizstāt ar mīkstākiem vārdiem: "vienošanās", "veidlapa", "aizpildīt". Izklausās ērtāk, vai ne? Turklāt, **psihologi iesaka izvairīties no pārlieku komerciāliem jēdzieniem**, piemēram, "izpārdošana", "prezentācija". Labāk tos aizstāt ar neitrālākiem: "piedāvāt", "rādīt", "demonstrēt".

Konfliktu raisošiem vārdiem mūsu dzīvē ir negatīva loma. Ja jūs mēģināt izveidot kontaktu ar sarunu biedru, **nelietojiet vārdus "muļķības", "nepatiesība", "maldīgs priekšstats" un tamlīdzīgi**. Tie izklausās agresīvi, rada vēlmi strīdēties, attaisnoties vai pilnībā norobežoties. Nomainiet tos ar draudzīgiem "pārbaudīsim", "no otras puses" - un efekts būs pretējs.

Ir arī citi nepatīkamas valodas piemēri. Ārsti bieži saka kaut ko augstprātīgu: "Vai jūs mani sapratāt?" vai "Vai viss ir skaidrs?" Abas frāzes izklausās skarbi un neveicina konfidenciālu dialogu. Paklausīgs pacients atbildē pamāj ar galvu un aizies ar savu pieredzi, visticamāk, uz visiem laikiem. Gluži pretēji, mums ir svarīgi dzirdēt par viņa šaubām un bailēm. Vislabāk ir iegūt atsauksmes ar maigu precizējumu: "Kādi jautājumi jums ir?"

Atcerieties, ka katram vārdam ir ne tikai tieša nozīme, bet arī konotācija – raisīto asociāciju kopums. Piemēram, vai jūtat atšķirību starp vārdu "pārtika" un "pārtika" uztveri? Saturs ir viens, bet attēli, kas parādās jūsu galvā, ir atšķirīgi. **Daudzas frāzes darbojas kā sprūda.** Piemēram, vārdi "bažas", "iebildumi", "atteikums" ietver piesardzību. Tos vajadzētu aizstāt ar neitrālākiem: "jautājums", "precizējums", "detaļas". Ja, teiksim, pamanāt pacienta acīs šaubas, jums nav nepieciešams viņu notvert: "Es redzu, ka jūs šaubāties." Izsakiet to maigāk: "Es domāju, ka vēlaties jautāt."

Tomēr, iespējams, skarbākais vārds ir "nē". Mēs jau iepriekš runājām par to, kā pareizi noformulēt atteikumu. Izmantojiet šo formulu, ja no tā nav iespējams izvairīties. Bet, redziet, ir konstruktīvāk pārslēgt savas smadzenes uz iespēju režīmu. Pārvietojiet savu uzmanību no iemesliem, lai atteiktos, uz iemesliem, lai piekristu! "Varu, ja…", "Būs pieejams ar nosacījumu…", "Kad pabeigsit pirmo ārstēšanas posmu, mēs noteikti atgriezīsimies pie šīs sarunas" utt. Piemēram, tā vietā, lai: "Diemžēl Es nevarēšu jums piešķirt atlaidi "Var teikt: "Varu veikt atlaidi, ja piekrītat 10 procedūrām. Tieši tik daudz jums ir nepieciešams, lai sasniegtu ilgtspējīgus rezultātus. Vai arī tā vietā: "Nē, jūsu gadījumā tas nav iespējams!" Jūs varat teikt: "Mēs analizēsim šo scenāriju, kad mums būs visi laboratorijas pētījumu rezultāti." Jā, jūs norādījāt uz neiespējamību šobrīd izpildīt to vai citu vēlmi, bet tajā pašā laikā atstājāt pacietīgo telpu un cerību.

Likvidējiet negatīvos vārdus. Izmantojiet "omulīgus" vārdus. Piedāvājiet tikai iespējas.

PRAKTIKUMS

Tulkojiet frāzi "Šis speciālists mums vairs nestrādā", lai tā izklausītos vēl maigāk.

5. Vēlme paust vienīgo pareizo viedokli

Parasti mēs baidāmies dot pacientam iespēju doties uz citu klīniku un palikt tur, kur tas ir lētāk, nevis tur, kur tas ir pareizi no medicīniskā viedokļa. Galu galā mēs, profesionāļi, saprotam: mēs esam tie, kas darīs visu iespējamo un nepieciešamo sava pacienta labā. Bet jūs nevarat būt pret psiholoģiju. Lielākā daļa cilvēku no pirmā acu uzmetiena nevēlas uzticēties. Protams, ja pacients nonāca pie jums mutiski, pastāv lielāka iespēja "mīlestībai no pirmā acu skatiena". Ko darīt, ja viņš tevi redz pirmo reizi? Un nevis tiešraidē, bet monitora ekrānā? Un viņš tevi iedomājās savādāk, un tiešsaistes saziņas formāts nav īpaši pazīstams, un skaņa kavējas, un attēls sastingst... Tas viss, protams, traucē radīt uzticības gaisotni.

Lai pacientam nebūtu pamata šaubīties par jūsu profesionalitāti, bet jums, cienījamais dakter, tieši otrādi, pēc receptēm būtu iespēja likt akcentu: "Tā ir vienīgais veids, kā ārstēt!", izveidojiet "otro viedokli". " pats, mākslīgi. 6. nodaļā "Motivācijas konsultāciju algoritms" es jums iemācīšu pāris paņēmienus, kas ļauj sasniegt šo efektu.

Sniedziet "otro viedokli", nedodiet pacientam iespēju pašam doties to meklēt.

6. Pārpratums, kurš pieņem lēmumus ģimenē

Cilvēkiem bieži rodas jautājums: tērēt naudu ārstēšanai vai iegādāties televizoru? Prioritātes tiek noteiktas ģimenes padomē.

Ja sekojāt mūsu algoritmiem, bet tikšanās beigās dzirdējāt frāzi "Man vajag padomu", tad palaidāt garām vienu no svarīgajiem jautājumiem: "Kas ir jūsu ģimenes apgādnieks?" Nevilcinieties jautāt. Pirmkārt, mēs dzīvojam naudas pasaulē. Un nauda ir konkrēts jēdziens. Tu arī nestrādā par velti! Otrkārt, **skaidra atbilde ļaus ātri pārstrukturēt konsultāciju stratēģiju**. Būtu efektīvi, piemēram, atsaukties uz "mājsaimniecības iestādi": "Es domāju, ka jūsu dzīvesbiedrs apstiprinās šo lēmumu." Vai arī uzaiciniet uz nākamo konsultāciju divus cilvēkus: to, kurš maksā, lai pastāstītu par ārstēšanas nozīmi, un to, par kuru tiek samaksāts, lai pacients saprastu visus turpmākos soļus.

Ņemiet vērā, ka attālinātas konsultācijas laikā šī pati "autoritāte" var sēdēt kaut kur tuvumā un novērtēt jūs no malas. Paturiet prātā, ka uz jums skatās nevis acu pāris, bet vismaz divi pāri. Un viņi skatās ļoti cieši, spriežot pēc kritērija "draugs vai ienaidnieks". Nepalaidiet garām iespēju neklātienē izteikt komplimentu "varai", piemēram: "Ir labi, ka mīļotais jūs atbalsta." Jūs pat varat nekavējoties iesaistīt procesā otru ģimenes locekli: "Ja Ivanam Ivanovičam ir jautājumi par jūsu ārstēšanu, noteikti jautājiet man nākamajā konsultācijā."

Nevilcinieties jautāt, kurš apmaksās ārstēšanu. Tādā veidā ātri atradīsi stratēģiju konsultācijas veikšanai un netērēsi laiku.

7. Nevēlēšanās komentēt notiekošo

Jebkura vizīte pie ārsta rada stresu, un informācijas trūkums par notiekošo to tikai veicina. Tas jums neko nemaksā, teiksim, ultraskaņas izmeklēšanā pastāstiet pacientam, ko redzat: "Dzemde ir normāla izmēra, olnīcas ir bez patoloģijām" utt. Vai arī pirms procedūras uzsākšanas ieskicējiet darbības: "Vispirms, Anna Sergejevna, es paskatīšos uz tevi uz dīvāna, tad uz krēsla. Ja vajadzēs, ņemšu testus. Tad es varu jums veikt provizorisku diagnozi. Vai tu piekrīti?

Pavadot darbības ar komentāriem, jūs bez piepūles uzturat kontaktu ar pacientu visu tikšanās laiku un novēršat viņa uzmanības nekoncentrēšanos. Turklāt pacients, kurš precīzi zina, kas viņu sagaida, kļūst mierīgāks un relaksētāks. Viņš labāk uztver informāciju. Tiek radīta uzticības atmosfēra. Mēs, ārsti, veicinām to ar uzslavām, atbalsta vārdiem, saucam vārdā un patronimā, cieņpilnu "tu".

Kādi komentāri var būt par darbībām attālinātās konsultācijas laikā? Galu galā šeit nav nekādu darbību. Bez palpācijas, bez auskultācijas, bez pilnas izmeklēšanas. Tā ir visa grūtība. Īpaši apstākļos, kad pacientam jau ir trauksme: vai šāda neparasta konsultācija ir efektīva? Vai es tērēju savu naudu?

Šeit ir tikai viens noteikums: mēs runājam par visu, ko darām vai gatavojamies darīt. "Tagad jūs man visu izstāstīsiet sīkāk, atbildēsiet uz maniem jautājumiem. Es piefiksēšu sev svarīgus faktus. Paskatīšos testa rezultātus. Mēs detalizēti apspriedīsim ārstēšanas iespējas. Es izsniegšu uzdevumu lapu. To varēsiet redzēt savā personīgajā kontā uzreiz pēc konsultācijas."

Komentējiet visu, ko darāt vai plānojat darīt. Tavs uzdevums ir mazināt satraukumu par iespējamām nepamatotām cerībām.

8. Nespēja runāt par pacientu pabalstiem

Ārste lepni paziņo: "Mūsu klīnika darbojas kopš 2003. gada!" "Ko tad? – pacients parausta plecus. "Ko man tas attiecas?" Un viņam ir taisnība. Un, ja ārsts teiks: "Mūsu klīnika darbojas kopš 2003. gada, šajā laikā esam veikuši vairāk nekā 1000 līdzīgu operāciju, lai jūs varētu būt pārliecināti par ārstēšanas uzticamību," ieguvumi būs acīmredzami.

Diemžēl, pārdodot sevi, mēs bieži aizmirstam par pacientu. "Augstas precizitātes ultraskaņa, testa rezultāti tajā pašā ārstēšanas dienā," mēs uzskaitām. Un mēs ne vārda nerunājam par diagnozes precizitāti, kas ļauj izrakstīt vienīgo pareizo ārstēšanas plānu, ietaupīt pacienta laiku un naudu, kā arī palielināt atveseļošanās iespējas. Vai vēl viens kļūdainas pieejas konsultēšanai piemērs. Ārsts saka: "Šeit ir saraksts ar pārbaudēm, kas jums jāveic. Parādiet man rezultātus." "Kādas pārbaudes? Kāpēc tik daudz? Vai man tās vispār ir vajadzīgas? - pacients domā un neko neziedo, jo vienkārši nesaprot to nozīmi un vērtību.

Tagad salīdziniet: "Ivan Ivanovič, jums ir jāveic bioķīmiskā asins analīze. Tas ļaus noteikt aknu un nieru darbības traucējumus un savlaicīgi pielāgot ārstēšanu, kas, protams, ir svarīgi no tās uzticamības un drošības viedokļa. Turklāt jums ir jāveic iekšējo orgānu ultraskaņas izmeklēšana. Ar tās palīdzību mēs varēsim apstiprināt provizorisko diagnozi un neaizkavēt ārstēšanas sākšanu. Tas jums ir svarīgi, lai ietaupītu laiku un naudu." Vai jūtat atšķirību? Vienmēr jāatceras, ka mēs pērkam nevis urbi, bet ar tā palīdzību iztaisāmu bedri, nevis skaistu kleitu, bet apkārtējo apbrīnojošus skatienus un pašapziņu, nevis ārstu ar regālijām, bet uzticamību, drošību, prestižs, nav skraidīšanas, lai noteiktu pareizu diagnozi, kas nozīmē naudas ietaupījumu.

Atcerieties Maslova piramīdu? Kāds ir tā pamats? Fizioloģiskās vajadzības un drošība. Vispirms ir vērts runāt par tiem. "Tas remdēs sāpes", "Jūs jutīsities droši", "Šī operācija ir vienīgais uzticamais risinājums jums" - tie ir vārdi, ko mēs izrunājam pacientam.

Ir jārunā par to, kas ir svarīgs jebkuram cilvēkam – ietaupot laiku un naudu. Pastāv pārdošanas zelta likums: "Katram "es" vai "mēs" ir jābūt trim "jūs". "Jums tas nozīmē...", "Jums būs uzticamāk...", "Šis ir jums visekonomiskākais variants" utt. Atcerieties to – un jūs vienmēr tiksiet uzklausīts.

Prezentēt pacientam nevis ārstēšanas programmu, bet gan šīs ārstēšanas ieguvumus un ieguvumus no pamatvajadzību un vērtību viedokļa.

PRAKTIKUMS

Iedomājieties, ka esat potenciāls pacients. Tev sāp zobs. Kas jums ir svarīgi, izvēloties klīniku un ārstu?

9. Skaidra rīcības plāna nesniegšana pacientam

Tikai daži ārsti sniedz pacientam skaidrus, kodolīgus norādījumus: "Vispirms izņem tabletes no baltā iepakojuma un 3 stundas pēc ēšanas – no zaļā. Ārstēšana jāpapildina, dzerot daudz šķidruma. Ik pēc divām stundām izdzeriet glāzi ūdens. Pēc pārbaudījumu nokārtošanas 11. augustā plkst. 12:00 gaidu tevi uz tikšanos. Tagad es visu pierakstīšu tikšanās lapā.

"Vai jums tiešām ir jāauklē pacienti kā bērni?" - tu jautā. Pilnīga taisnība. **Pacients iet pie ārsta kā bērns pie vecākiem.** Par palīdzību, padomu, konsultāciju. Un uzvedības modelim vajadzētu būt vecāku modelim. Ārsta misija ir būt ne tikai profesionālam, bet arī labam atveseļošanās procesa organizētājam, kas nozīmē fiksēt un kontrolēt visas vienošanās.

Cik bieži jūsu praksē pacients pēc stundu ilgas tikšanās devās prom ar vārdiem: "Padomāšu"? Bet notiek otrādi, pats dakteris saka: "Ej padomā!" Un pacients aiziet. Kur un cik ilgi – to zina tikai Dievs. Visam jābūt lietišķam. Vienojāmies, ka pacients rīt veiks izmeklējumus – pierakstiet viņam rītdienu savā klīnikā. Vienojāmies, ka viņš atbrauks uz operāciju 1.decembrī, sarunāsim tikšanos uz 1.decembri vai vēl labāk, uz iepriekšēju konsultāciju 25.novembrī, lai vēlreiz atbildētu uz visiem jautājumiem.

Sniedziet pacientam skaidrus norādījumus.

Labojiet līgumus.

**Neļaujiet pacientam aiziet ar vārdiem: "Ej un padomā."
Viņš vairs neatgriezīsies.**

PRAKTIKUMS

Analizējiet, kā jūs veicat pieņemšanu. Vai jūs sniedzat pacientam skaidrus norādījumus: pirmais, otrais, trešais...?

10. Klasisko motivācijas konsultēšanas paņēmienu neievērošana

Visi ārsti izgāja psihoterapijas kursu, bet no turienes galvenokārt atņēma zināšanas par slimībām un visādām novirzēm. Bet šajā zinātnē ir tik daudz interesantu lietu! Piemēram, laika pārbaudīti motivācijas konsultāciju instrumenti, kuru mērķis ir stiprināt personas personīgo gatavību pārmaiņām. Motivācijas konsultēšanai ir daudz vairāk psiholoģisko aspektu nekā pārdošanas tehnoloģijā. Šeit svarīgi ir savstarpēji saistīti elementi, piemēram, partnerība, pieņemšana, empātija un motivācija. Tas ir tieši tas, kas pacientam ir nepieciešams, lai izveidotu ilgstošas, spēcīgas un uzticamas attiecības ar ārstu.

Motivācijas konsultēšanas pamatprincipi un instrumenti ir vienkārši un labi zināmi.

Pirmkārt, šis **spēja uzdot atvērtus jautājumus un uztvert atbilžu būtību**uzmanīgi klausoties pacientu un uzturot acu kontaktu.

Atvērts jautājums liek cilvēkam padomāt pirms atbildes sniegšanas un sniegt vairāk informācijas. Turklāt, **runāšanas efekts palīdz pašam pacientam formulēt un saprast savu lūgumu.** Lai cik īss būtu konsultācijas laiks, uzdodiet pēc iespējas vairāk atklātu jautājumu: "kas?", "kur?", "kā?", "kad?", "kāpēc?", "kam?" utt. Noteikti ļaujiet pacientam runāt. Klausieties līdz galam, nepārtrauciet.

Šobrīd tiek likts pamats jūsu turpmākajai sadarbībai.

Otrkārt, **atstarojošas klausīšanās prasmes**, proti, uzminēt, kādu nozīmi cilvēks piešķir saviem vārdiem.

Veiciet eksperimentu. Sāciet klausīties un domāt par vārdiem, ko saka jūsu sarunu biedrs. Diezgan ātri jūs sapratīsit, ka aiz frāzes slēpjas vairāk, nekā šķiet. Parasti mēs precizējam jebkuru informāciju ar vārdiem: "Vai jūs domājat?", "Vai jūs domājat, ka ...?" Reflektīvajā klausīšanā šie jautājumi tiek izlaisti, atstājot galveno domu, kas tiek izrunāta ar krītošu intonāciju, lai izteiktu apgalvojumu. Ir svarīgi, lai šis apgalvojums saturētu personas teiktā patieso nozīmi. Piemēram: "Man vairs nav spēka ārstēties," pacients nopūšas. Bieži vien mēs atbildam: "Esmu pārliecināts, ka jūs to varat!" Reflektīva klausīšanās ietver atšķirīgu reakciju: "Es saprotu, ka esat iztērējis daudz naudas un laika ārstēšanai, bet sāpes nav beigušās." Vai arī pacients sūdzas: "Es jau esmu iztērējis tik daudz naudas par ārstēšanu dažādās klīnikās!" Pārdomāti klausošs ārsts atbildēs: "Bet rezultāta joprojām nav, un jūs esat vīlušies." Tas jūs nostāda vienā pusē ar pacientu.

Treškārt, motivējošās konsultācijās tas ir svarīgi **izmantojiet apkopošanas prasmi** - vispārinājums, ar kura palīdzību tiek apkopota nozīmīga sarunas daļa kopumā. Apkopošanas pamatnoteikums ir nodot informācijas būtību, darīt to vienkārši un skaidri.

Ceturtkārt, **Ir svarīgi izmantot apgalvojumus** (Latīņu affirmatio - "apstiprinājums") - īsas frāzes, verbālās formulas, kuru regulāra atkārtošana pastiprina zemapziņā nodomu īstenot pozitīvas pārmaiņas. Mūsu gadījumā tas ir atbalsts un pacienta rīcības apstiprināšana, viņa spēku un centienu atzīšana. Cilvēki mēdz klausīties, uzticēties un atvērties tiem, kuri redz un atzīst savas stiprās puses.

Apliecinājums vienmēr sākas ar "tu", uzsverot pacienta pārākumu, piemēram: "Tu esi spēcīgs cilvēks!", "Tu esi ieguldījis tik daudz pūļu!"

Piektkārt, **jāpārliecinās, vai pacients ir gatavs un vēlas dzirdēt to vai citu informāciju**. To var izdarīt, izmantojot šādas frāzes: "Ļaujiet man pastāstīt vairāk par...", "Atļaujiet man, mēs pāriesim uz nākamo mūsu konsultācijas posmu." Vispirms pieprasījums – tad informācija.

Psihologi apgalvo, ka padoms jāsniedz nelielās devās, regulāri pārbaudot pacienta reakciju – skatienu, sejas izteiksmi, žestus, vārdus utt. Jo noturīgāks un autoritārāks padoms, jo lielāka iespēja, ka tas radīs pretreakciju. Cilvēkiem nepatīk nelūgti padomi, lai gan viņi paši to neiebilst. Svarīgi ir saglabāt pacienta autonomiju, uzsverot personīgo izvēli: "Es varu jums piedāvāt vairākus veidus, tas ir atkarīgs no jums!", "Es varu pastāstīt citu pacientu paveikto, izlemiet paši, cik tas jums ir svarīgi!"

Šeit ir pieci vienkārši, bet izaicinoši instrumenti motivējošai konsultēšanai, kuru galvenais mērķis ir stiprināt pacienta motivāciju un gatavību veikt konkrētas izmaiņas. Tas ir pareizs un efektīvs veids, kā ietekmēt pacienta izvēli, neskatoties uz to, ka viņš pats pieņem lēmumu.

Motivējošās konsultācijas nav sasteigtas. Un, lai gan tukšās sarunās pastāv risks apmaldīties, daudz bīstamāk ir domāt nevis par pacientu, bet gan par to, kā izpildīt atvēlēto laiku un ātri pabeigt tikšanos. Mums ir arī citi kārdinājumi: pāriet uz direktīvu toni, demonstratīvi pārņemt lietu savā varā, uzsvērt varas nevienlīdzību, ieņemt snobisku eksperta pozīciju. Tas viss palīdz nevis stiprināt, bet gan vājināt pacienta uzticību.

Jūs varat pilnībā sagraut savstarpējo sapratni, sākot pielīmēt un vērtēt ("Tu kļūdies", "Tas izskatās nepiedienīgi") vai kaut ko vainot ("Tu pats esi vainīgs pašreizējā situācijā").

Motivācijas konsultēšanā svarīgi ir ne tikai principi un instrumenti, bet arī fāzēšana. Motivējošās konsultācijas ietver 4 posmus.

Viss sākas ar iesaistīšanos — attiecību un psiholoģiskas saiknes nodibināšanas procesu ar pacientu, lai izveidotu jēgpilnas attiecības. Tas ir nepieciešams visā attiecību ciklā, tāpēc svarīgi to uzturēt ar labo gribu, cerības vārdiem, atgādinājumiem par mērķa svarīgumu utt.

Nākamais posms ir fokusēšana - process, kurā tiek veidots un uzturēts noteikts virziens sarunā, tas ir, fokuss (uz problēmu, uz sekām, pie kurām tā var novest, uz pacienta un viņa tuvinieku stāvokli, utt.).

Tad notiek pāreja uz motivāciju - pacienta vēlmes veidošanās patstāvīgi izteikt argumentus par labu izmaiņām.

Un visbeidzot pēdējais posms ir plānošana, saruna par konkrētām darbībām virzībā uz pārmaiņām.

Pārejas brīdis no motivācijas uz plānošanu ir viens no svarīgākajiem. Tas notiek, kad pacients pats pauž gatavību konkrētām darbībām un noteiktiem soļiem: "Jā, esmu gatavs mēģināt", "Es darīšu visu, kas nepieciešams." Bet frāzes "Es par to padomāšu", "Es domāju, ka es varētu mēģināt" norāda uz zemu gatavību. Kaut ko plānot šajā situācijā ir laika izšķiešana.

Kā jūs pamanījāt, **motivējošās konsultācijas ir balstītas uz prasmīgu aktīvās klausīšanās izmantošanu**. Protams, tas, kas psihoterapeitam ir pazīstams, loģisks un saprotams, praktizējošam ārstam var šķist garš un neparasts. Klausīties un pārdomāt, atzīmēt pacienta panākumus, uzklausīt izmaiņas viņa izteikumos, pievērsties personīgajai motivācijai un stiprajām pusēm ir svarīgi un noderīgi, tikai psihoterapeitiskais seanss ilgst veselas divas stundas, bet ko darīt ārstiem, kuru apmeklējums ir ierobežots līdz 30 minūtēm? Šajā laikā ir nepieciešams ne tikai izrunāties no sirds, bet arī noteikt diagnozi, uzdot pareizos jautājumus, saņemt pareizās atbildes, pārliecināt pacientu ievērot norādījumus, nevis baidīt viņu. Tajā pašā laikā jums ir jāatceras pārdošanas posmi! Kā visu salikt vienā solī?

Kā saka, no sarežģītības izriet liela vienkāršība. Ir nepieciešams "sadraudzēties" ar pārdošanas tehnoloģijām un motivējošām konsultēšanas prasmēm un to visu salikt algoritmā, kas pielāgots 60 minūšu ilgam ārsta apmeklējumam. Es tā izdarīju. Rezultātā es izdomāju savu motivācijas konsultāciju algoritmu. Es to pārbaudīju praksē. Darbojas lieliski!

Apgūsti motivācijas konsultāciju algoritmu, virzies stingri atbilstoši posmiem un gūsti gandarījumu no rezultāta!

6. nodaļa
Motivācijas konsultāciju algoritms

Motivācijas konsultāciju shēma

Tātad, kolēģi, mēs nonākam pie vissvarīgākās lietas, par kuru es izraku daudz literatūras, izpētīju darbību secību un katra posma psiholoģisko fonu un pārbaudīju šīs formulas efektivitāti. Es priecājos dalīties ar jums.

Mēs precīzi izpildām norādījumus. Lēkšana no skatuves uz skatu ir aizliegta!

Ir nepieciešams virzīt pacientu uz mērķi, motivēt spert aktīvus soļus ceļā uz atveseļošanos un sākt ārstēšanu šeit un tagad. Tas prasa konsekvenci, pacietību un, protams, pastāvīgu atgriezeniskās saites uzraudzību.

1. solis. Informācijas analīze

Obligāts solis, kas nez kāpēc bieži tiek izlaists, bet velti.

Pirms vizītes atvēliet dažas minūtes, lai apskatītu pacienta medicīnisko ierakstu, analizētu klīnisko situāciju un atsvaidzinātu viņa vai viņas vēsturi, ja šī nav pirmā vizīte. Tas ievērojami ietaupīs dārgo laiku un ļaus konsultācijas laikā ieskatīties acīs, nevis mediciniskajā dokumentācijā.

Ja šī ir sākotnējā konsultācija, ieteicams veikt pacienta iepriekšēju aptauju par galvenajiem jautājumiem, analizēt iepriekš pieprasītos laboratorisko izmeklējumu rezultātus, ķirurģijas ziņojumus un fotogrāfijas.

Attālinātās konsultācijas sagatavošanas procesu var strukturēt šādi: pēc iesnieguma, kurā norādītas sūdzības un, iespējams, jau noteiktas diagnozes, analīzes, pieprasiet nepieciešamo dokumentāciju. Ieplāno konsultāciju, teiksim, pēc pāris dienām. Izmantojot šo pieeju, jums būs laiks sagatavoties un konstruktīvi vadīt pieņemšanu. Jūsu eksperta pozīcija būs vēl stingrāka, un pacients būs cieņas un uzticības pārņemts: "Mans gadījums ir īpašs. Ārsts domā un analizē. Es viņam esmu svarīgs."

Kā papildu argumentu vēlos atgādināt: lai cilvēks veiktu pirkumu (un Jūsu vizītes lapa ir pirkums pacientam), **Jābūt vismaz pieciem kontaktiem ar pircēju**. Kāpēc gan nepārcelt dažus no tiem uz sagatavošanās posmu? Jūs ietaupīsiet laiku, varēsiet savā galvā izveidot konsultācijas plānu, un pacients novērtēs jūsu pamatīgumu un pārliecību.

Vēl viens svarīgs informācijas avots ir mediciniskās kartes vai tradicionālās medicīnas anketas titullapa. Ir divi punkti, kuriem ir vērts pievērst uzmanību.

Pirmkārt, tas ir pacienta vārds un uzvārds. Šeit nav runa par šovinismu un nacionālismu, bet gan par temperamenta atšķirībām. Dažādu tautu un tautību pārstāvji lēmumus pieņem atšķirīgi. Gruzīni ir karstasinīga tauta. Viņiem ir vajadzīga informācija uzreiz. Viņi viegli šķirsies no naudas, ja ticēs jums no pirmā acu uzmetiena un vārda. Šāda rīcība ir ideāla no laika un naudas taupīšanas viedokļa. Ir problēma - šeit ir risinājums, punkts.

Ja krievam piedāvāsi pabeigtu ārstniecības programmu, viņš, visticamāk, pagriezīsies un aizies, jo uzreiz galvā iešāvās doma: "Ārsts grib no manis pelnīt. Pat ja jums ir taisnība un tūkstoš reižu pārliecinošs, cits iznākums ir maz ticams. Tā ir lieta - psiholoģija!

Šajā gadījumā jums jārīkojas pakāpeniski, neatstājot novārtā, piemēram, pirmo bezmaksas konsultāciju vai bezmaksas uztriepi. Tirdzniecības līnija šeit darbojas tīrākajā veidā: neliels bezmaksas pakalpojumu apjoms, diagnostika un, visbeidzot, ārstēšanas programma. Tajā pašā laikā arī summas par medicīniskajiem pakalpojumiem būtu jāizmaksā nedaudz pa reizei.

Vēl viens lēmumu pieņemšanas modelis ir Ķīnas modelis. Tas ir raksturīgs cilvēkiem, kas dzīvo lielās ģimenēs un grupās. Šādiem pacientiem noteikti jākonsultējas ar saviem mīļajiem. Šī, iespējams, ir visgrūtākā situācija. Jūs varat stundu runāt par diagnozi, rast pilnīgu sapratni ar pacientu un beidzot dzirdēt: "Man vajag padomu." Tā nav jūsu vaina, jūs patiesi centāties palīdzēt. Tas ir mentalitātes jautājums.

Mēs jau esam par to runājuši, taču ļaujiet man jums atgādināt. Pie mazākajām aizdomām nevilcinieties tieši jautāt: "Kas tavā ģimenē pieņem lēmumus?" Konsultācijas laikā noteikti atsaucieties uz šo cilvēku, kļūstot par "mājas" situācijas režisoru. Pretējā gadījumā informācija, ko sniedzat pacientam, var mainīties līdz nepazīšanai. Lai no tā izvairītos, runājiet ar pacientu kā ar bērnu: "Olga Stepanovna, es zinu, ka jums ir jākonsultējas ar Pjotru Jurjeviču. Pastāstiet viņam, ka šī slimība var saasināties jebkurā laikā un var izraisīt tādas komplikācijas kā neauglība un spontāns aborts. Parādiet viņam šo (bukletu, ārstēšanas plānu, ultraskaņas fotoattēlu), lai viņš pats par to pārliecinātos. Ja viņam vai jums ir kādi jautājumi, rakstiet. Es noteikti atbildēšu. Vienosimies uz nākamo tikšanos."

Otrs variants ir aicināt uz konsultāciju pāri (māti un meitu, dzīvesbiedru un dzīvesbiedru). No lēmumu pieņemšanas ātruma viedokļa šis ir konstruktīvākais, taču arī grūtākais variants. Tagad jūs atbildat uz divu pacientu jautājumiem vienlaikus. Šādas konsultācijas aizņem ilgāku laiku, bet, ja pacienti saņems pārliecinošas atbildes uz visiem saviem jautājumiem, jūs viņiem kļūsiet par medicīnas guru, atzītu ekspertu, pie kura viņi atgriezīsies un nosūtīs savus draugus.

Tikai **neaizmirstiet pirms konsultācijas parakstīt pacienta informētu piekrišanu**ka viņš uzticas informācijai par savu veselību konkrētai personai, jo tas ir medicīnas noslēpums!

Ko vēl dod vārda zināšana un prasmīga lietošana konsultācijas laikā?

Iedomājieties, ka ejat pa ielu, entuziastiski sarunājaties ar draugiem un pēkšņi dzirdat savu vārdu: "Irina!" Kas notiek šajā brīdī? Gribot negribot pagriežaties, pat ja balss nav pazīstama. Šī reakcija ir zemapziņa, jo tas attiecas tieši uz jums, un jūs esat vissvarīgākā persona pasaulē.

Sauc pacientu vārdā! Tā ir cieņas zīme. Nekas neiepriecina ausi vairāk kā tavs vārds.

Ideāli, ja tikšanās laikā uzrunājat pacientu vārdā vismaz trīs reizes.

Vārda saukšana ir līdzeklis, lai pievērstu uzmanību svarīgiem jautājumiem: "Irina Sergejevna! Lūdzu, ņemiet vērā: šīs tabletes jālieto 30 minūtes pirms ēšanas.

Nekādā gadījumā nelietojiet vārdu "tu", jo jūs esat eksperts ārsts!

Vēl viens informatīvs aspekts ir pacienta profesija. Kāpēc viņu pazīst? Nemaz, lai novērtētu maksātspēju. Neskaitīsim naudu kāda cita kabatā, un šeit ir ļoti viegli kļūdīties. Profesija ir cilvēka spogulis lēmumu pieņemšanā. Vai esat kādreiz redzējuši ekscentriskus grāmatvežus vai ekonomistus? Parasti šo profesiju pārstāvji ir analītiķi un racionālisti. Viņi savāc pēc iespējas vairāk informācijas pirms lēmuma pieņemšanas, nosverot plusus un mīnusus. Cenai viņiem ir liela nozīme. Jūs nevarat izdarīt spiedienu uz šādiem cilvēkiem, labāk ir atsaukties uz skaitļiem un faktiem.

Vēl viens piemērs ir uzņēmējs. Neatkarīgs un mērķtiecīgs cilvēks. Viņš precīzi zina, kas viņam vajadzīgs. Un, starp citu, viņam ir tendence pārmaksāt. Ļaujiet viņam pašam pieņemt lēmumu, jo īpaši tāpēc, ka tas prasīs nedaudz laika.

Radošo profesiju cilvēki ir emocionāli. Viņi var mainīt savu izvēli tūkstoš reižu. Arī saziņā ar viņiem jābūt emocionālam. Spilgti aprakstiet ārstēšanas programmu, izmantojiet attēlus un salīdzinājumus, taču neaizmirstiet pieminēt priekšrocības.

Atcerieties: katrs pacients, lai cik "sarežģīts" viņam būtu, cenšas atrast "savu" ārstu un veidot ar viņu ilgtermiņa attiecības. Viņam vajag ļoti maz: izjust interesi par sevi, jo attiecības nav tikai pirkšana un pārdošana. Tā ir savstarpēja interese un enerģijas apmaiņa.

2. solis. Kontakta nodibināšana

Katram pacientam ir konkrēts uzdevums – atveseļoties. Vislabāk, ja tas notiek uzreiz pēc pirmās vizītes (jā, saskaņā ar aptaujām tās ir tipiskas pacientu gaidas).

Bet katram ārstam ir savs konkrēts mērķis – izārstēt. Tikai viņš sagaida, ka pacients tam veltīs tik daudz laika un naudas, cik nepieciešams. Šis ir pirmais pārpratums, ka ārsts - kā gudrs cilvēks, kas ir ieinteresēts pacienta atveseļošanā un ārstēšanas plāna īstenošanā klīnikā - ir jānovērš. Kā to izdarīt? Pirmkārt **radīt uzticības pilnu atmosfēru**.

Piedāvāju vairākus rīkus. Daudzi no tiem jums ir zināmi, taču ir arī ekskluzīvi dzīves uzlauzumi.

Sveicieni

"Sveiks, Igor Stepanovič! (Es ceru, ka esat sagatavojies un pierakstījis pacienta vārdu.) *Prieks tevi redzēt! Es esmu jūsu ārstējošais ārsts Ivans Ivanovičs".* Veicot tiešsaistes konsultāciju, pēc sveiciena jums jāpārliecinās, vai savienojums darbojas labi. To var izdarīt, uzdodot īsus jautājumus: *"Kā tu mani redzi?", "Kā tu mani dzirdi?"*

Ja jūs veicat klātienes konsultāciju birojā, tad, protams, labāk ir piecelties kājās. Jūs un pacients esat partneri, un partnerība nepieļauj nevienlīdzību. Vēl labāk ir satikt pacientu vestibilā. Tagad jūsu viesis ir klīnikas pacients Igors Stepanovičs, un ir ierasts sveikt viesus.

Noteikti izveidojiet acu kontaktu. Laipns ārsta skatiens. Tas ir svarīgi!

Dzērienu ēdienkartes piedāvājums

Piedāvājiet pacientam tēju vai kafiju. Viņš noteikti atteiksies. Veiciet eksperimentu. Atkal piedāvājiet pacientam dzērienus. Viņš piekritīs 95% gadījumu. Un tas ir lieliski! Ar karstā kāruma palīdzību pacients atslābs un atdos visu.

Ja jūs varat atļauties ārstēt pacientu tieši birojā, kāpēc gan ne. Par kafijas galdiņa esamību un piekļuvi dzērieniem vestibilā pat netiek runāts.

Piedāvājiet pacientam kārumu pirms un pēc konsultācijas. Dažās klīnikās ir vesela dzērienu ēdienkarte, kurā papildus dažādiem kafijas un tējas veidiem ir minerālūdens, sulas un augļu dzērieni. Lieliska ideja. Protams, jūs nevarat dzert tēju tiešsaistē. Bet jūs varat piedāvāt novietot savu iecienītāko dzērienu pie monitora. Ļaujiet pacientam atpūsties!

Biznesa kompliments

Komplimenti var būt lietišķi vai personiski. Personīgie uzsver pozitīvas izmaiņas izskatā vai garastāvoklī. Par tiem vajadzētu pastāstīt draugiem vai mīļajiem.

Ja pacientei, kuru redzat pirmo reizi, pastāstīsiet par viņas satriecoši skaisto frizūru, jūs piekritīsit, ka tā izskatīsies vismaz dīvaini. Un, ja pacients ir neapmierināts ar savu frizūru, tad pateicības un prieka vietā jūs varat izraisīt kairinājumu. Tāpēc biznesa vidē ir jāizsaka biznesa komplimenti.

Biznesa komplimentam ir skaidra formula: "Es pateicos jums par paveikto *[darbības vārds]*».

Kolēģis var pateikt kolēģim: "Paldies, ka vienmēr mani atbalstāt."

Ārsts var teikt pacientam: "Paldies, Ivan Ivanovič, ka ieradāties laikā."

Pacients var pateikt ārstam: "Esmu jums pateicīgs, ka izārstējāt mani tik īsā laikā."

Izsakiet viens otram komplimentus. Tas ir tik iedvesmojoši!

Maza runa

Tas ir labs paņēmiens iepazīšanās nodibināšanai vai gadījumos, kad biznesa kompliments nav piemērots ("Kā tu nonāci pie mums?", "Kādi laikapstākļi šobrīd?" utt.).

Kļūda, ko daudzi cilvēki pieļauj nelielas sarunas laikā, ir pārtraukt runāt uzreiz pēc jautājuma, neuzklausot atbildi. Nedari to! Cilvēks sāka runāt par savu mīļoto sevi, tas ir uzticams solis pretī. Parādiet savu interesi, sirsnīgi iesaistoties dialogā un uzdodot jautājumus: "Kā tev klājas?", "Kā tur klājas?" Tādā veidā jūs pievienosities pacienta personiskajai telpai, jutīsiet līdzi un priecāsities ar viņu. Un, ja tiks atklātas kopīgas tēmas - bērni, mājdzīvnieki, ziedi - kontakts noteikti notiks. Vienkārši neaizraujieties, pretējā gadījumā jūs aizmirsīsit par konsultācijas mērķi. Īsai sarunai ir jābūt īsai, ne ilgākai par pāris minūtēm.

Pacienta psihotipa diagnostika

Ideālā gadījumā tas būtu jāizlasa no pirmajām minūtēm, lai pareizi izveidotu konsultācijas stratēģiju un ritmu.

Psihologi saka, ka pirkšanas uzvedības kontekstā cilvēki tiek iedalīti piecās kategorijās.

• **"Despots".** Raksturīga agresīva uzvedība, aizkaitināmība un impulsivitāte. Vienmēr pārliecināts, ka viņam ir taisnība. Nepieņem kritiku. Jūs nevarat strīdēties ar šādu cilvēku, jums ir nepieciešams viņu uzklausīt, parādīt sapratni, pievienoties viņa jūtām un runāt tikai argumentu valodā.

• **"Nezinu."** Viņš nezina, kas viņam vajadzīgs un, pats galvenais, kāpēc. Tie ir jautājumi, kas jārisina pieņemšanas laikā. Identificējiet problēmu, izsakiet to, sašauriniet izmeklēšanas un ārstēšanas metožu izvēli, argumentējot to vērtību.

• **"Zināšanas".** Zina visu par visu, ieskaitot tevi. Viņš ātri pateiks, kā to ārstēt. Jūtas kā eksperts. Necenties strīdēties un tādu cilvēku atgriezt uz zemes! Jūsu metode ir apbrīnot viņa zināšanas, spēlēt līdzi, virzot sarunu pareizajā virzienā. Ar šādiem pacientiem labi darbojas tādas frāzes kā: "Kā jūs zināt...", "Vai jūs noteikti zināt, ka...".

• **"Esi".** Viņš runā daudz un ar prieku. Atvērta, dzīvespriecīga, viegli komunikabla. Ar šādu cilvēku jāuztur saruna un smaids, jāuzdod slēgtāki jautājumi ar paredzamo vienzilbju atbildi "jā" vai "nē", lai Jūsu medicīniskā konsultācija nepārsniegtu noteikto laiku.

• **"Molčuns".** Viņš ir drūms un piesardzīgs, nav noskaņots sarunai, atbild vienzilbēs, viņam ir jāizvelk informācija. Šādam pacientam vēlams nodrošināt maksimāli daudz vizuālos materiālus - brošūras, diagrammas, salīdzinošos raksturlielumus. Uzdodiet pēc iespējas vairāk atvērto jautājumu un esiet pacietīgs, gaidot atbildes.

Ziņojumi bez vārdiem

Tas ir skatiens, sejas izteiksmes, intonācija, žesti, pozas. Īsāk sakot, viss, kas bez vārdiem palīdzēs nodibināt un uzturēt uzticības pilnu kontaktu. Apskatīsim tuvāk.

Skatiens vai, precīzāk, tā izteiksme, var nekavējoties noskaņot pacientu uz vēlamo vilni. Draudzīgs skatiens aci pret aci satuvina divus cilvēkus, rada uzticības un savstarpējas sapratnes atmosfēru. Tikai nepārcenties! Neskatieties uz pacientu. Saziņa acīs tiek uzskatīta par normālu 2/3 no atvēlētā laika. Ja jūtaties neveikli, aiciniet pacientu kaut ko kopā apskatīt, piemēram, parādiet viņam pasūtījuma lapu.

Mēģiniet uztvert sarunu biedra emocijas caur viņa acīm, jo viņi var pateikt, kur pauzēt un kur precizēt, ja ir kādi jautājumi. Skatīties. Bezvārdu ziņojumus ir grūti kontrolēt, un tie reti sniedz nepatiesu informāciju.

Amerikāņu psihologs Birdvistls atklāja, ka cilvēks lieto vārdus tikai 10–11 minūtes dienā, un katrs teikums ilgst ne vairāk kā 2,5 sekundes. Vārdnīcas komunikācija aizņem mazāk nekā 35% saziņas, un vairāk nekā 65% informācijas tiek pārraidīta, izmantojot neverbālos saziņas līdzekļus.

Ar tiešsaistes konsultāciju, protams, tas ir grūtāk. No jums tiek prasītas standarta lietas: pārliecināta poza, skatīšanās tieši uz pacientu. Bet ir grūtāk novērtēt sarunu biedra reakciju. Biežāk jautājiet par to, kādi jautājumi ir, lai nepārietu uz nākamo posmu, nestrādājot pie iepriekšējā.

Lai izveidotu kontaktu, jums jāizvēlas pareizais attālums. Ja satiekat pacientu zālē un redzat viņu pirmo reizi, tuvojieties viņam 120–260 cm attālumā. Tā ir tā sauktā sociālā distance. Tas jāievēro arī sarunās ar pacientu pie galda. Tāpēc pārbaudiet darba virsmas platumu savā birojā. Tajā pašā laikā psihologi saka, ka pacientu labāk sēdināt nevis pretī, pieri pie pieres, bet nedaudz uz sāniem. Tādējādi dzīvojamā telpa jūtas drošāka.

Mēģiniet iestudēt to pašu situāciju datora ekrāna priekšā. Atcerieties: tas nav monitors, bet gan jums svarīgs pacients.

Ieņemiet atvērtu pozu: rokas un kājas nav sakrustotas, ķermenis ir vērsts pret sarunu biedru, plaukstas ir pagrieztas uz augšu. Zemapziņas līmenī tas tiek uztverts kā gatavība dialogam. Vēro runas skaļumu, balss tembru un tempu, stresu, jo cilvēks galvenokārt fiksē nevis to, ko tieši sakām, bet gan to, kā pasniedzam savas domas.

Lai motivējoša konsultācija notiktu, jums ir **noskaņojieties uz tādu pašu viļņa garumu kā pacients: domājiet un runājiet kā viņš**. Tādā pašā tempā, ar tādu pašu skaļumu. Uzdevums nav viegls. Mēģiniet kopēt pacienta runu. Izrādās?

3. solis. Slimības vēstures un sūdzību apkopošana. Pārbaude/izpēte

Vācot sūdzības, izmantojiet atklātos jautājumus: "kad?", "kāpēc?", "kāpēc?", "ko?". Nepieciešamība atbildēt liek pacientam domāt un koncentrēties. Tas ir tieši tas saziņas līdzeklis, kas ļauj veikt pareizu diagnozi un izveidot uzticamas ilgtermiņa attiecības.

Bet ko darīt ar laika trūkumu tikšanās reizē?

Pirmkārt, apvienojiet dažus jautājumus ar eksāmenu vai, teiksim, ar kādas informācijas ierakstīšanu.

Otrkārt, jāprot uzdot pareizos jautājumus pareizajā secībā. Šis ir tik svarīgs rīks, ka tas veidoja pamatu vienam no efektīvākajiem un populārākajiem pārdošanas paņēmieniem - SPIN pārdošanai. Saīsinājums SPIN precīzi ietver šo jautājumu secību: situatīvs, problemātisks, ekstrahējošs, virzošs. Mēs jau esam apsprieduši šos jautājumus iepriekšējā nodaļā. Un mēs pat iemācījāmies tos izmantot.

Vienkāršākie un visbiežāk uzdotie jautājumi ārstam ir situācijas jautājumi. Tie ir nepieciešami konkrētas informācijas un sūdzību vākšanai: "kurš?", "ko?", "cik bieži?" uc Iepriekšēja medicīniskā dokumenta analīze, kontrolsaraksts vai anketa, kas aizpildīta pirms konsultācijas, palīdzēs samazināt laiku šajā posmā. Tad daži jautājumi pārvērtīsies par precizējošiem, ar īsu vienzilbisku atbildi "jā" vai "nē".

Šajā informācijas vākšanas posmā ir svarīgi atcerēties iekšējo pieeju. **Labam ārstam nekavējoties jāsaprot, ko uzņemt komandā, lai atrisinātu pacienta problēmas**, spēs veidot vienotu izmeklējumu un ārstēšanas plānu, ņemot vērā zināšanas klīniskajā farmakoloģijā un ģenētikā.

Jums jāsāk ar situācijas jautājumiem, taču tos nevar izmantot kā vienīgos iespējamos. Šī ir izplatīta medicīniska kļūda.

Noteikti risiniet problemātiskus jautājumus: tie palīdz cilvēkam realizēt savas vajadzības. "Vai jums ir problēmas ar to un to?", "Vai jūs esat apmierināts ar to vai to?" – tādiem jautājumiem jābūt vismaz 4–5, lai pacients saprastu savas pašsajūtas ainu.

Ekstrakcijas jautājumu uzdevums ir iedziļināties un izcelt slēptās problēmas un raizes. Parasti runa ir ne tikai par sāpēm vēdera lejasdaļā un neveiksmīgiem mēģinājumiem iestāties grūtniecība, bet arī par bezmiega naktīm, sliktu garastāvokli, nervu sabrukumiem un šķiršanās draudiem. Mums par to jārunā, pareizāk sakot, jājautā reģistratūrā.

Izpētes jautājumi parāda jūsu piedāvātā risinājuma vērtību. Jāatceras, ka problēmas nopietnībai ir jāatsver risinājuma izmaksas.

Jo vairāk slēptās vajadzības mēs atklājam, jo lielākas ir iespējas pieņemt pareizos medicīniskos lēmumus un izveidot ilgstošas, spēcīgas attiecības ar pacientu.

Vadošie jautājumi ir vērsti uz risinājumu. Tie ir vienkārši un specifiski, tikai jāatceras: "Vai tas jums ir svarīgi?", "Kāpēc ir svarīgi atrisināt šo problēmu?", "Vai tas jums nāks par labu?" Šādi jautājumi tiek uzdoti tikšanās beigās, lai pacients pats pieņemtu lēmumu. Tie ir pozitīvi un dod cerību.

4. solis. Iepriekšējas diagnozes nodrošināšana

Jūs uzmanīgi uzklausījāt pacientu, saņēmāt nepieciešamo informāciju, uztvērāt patiesību un sapratāt minimālo programmu un maksimālo programmu, pamatojoties uz viņa vajadzībām. 70% no darba ir paveikti. Ir pienācis laiks veikt provizorisku diagnozi. Atcerieties klasiskās motivējošās konsultācijas noteikumu? Sniedziet informāciju un sniedziet padomu tikai ar sarunu biedra atļauju. *"Ivans Ivanovičs* (jānorāda vārds un uzvārds), *mēs ar jums veicām ekspertīzi, runājām par to, kas jūs satrauc un satrauc* (pievienošanās, empātija). *Ļaujiet man kā ekspertam šajā jautājumā,* (autoritatīvs viedoklis) *sniegt jums provizorisku diagnozi. Es redzu jums urīnpūšļa iekaisuma pazīmes* (vienkārša cilvēku valoda). *Tāpēc jūs sūdzaties par biežu urinēšanu un sāpēm vēdera lejasdaļā..*

Šeit sākas jautrība. Ko parasti dara ārsts? Viņš sāk detalizēti runāt par hronisku cistītu un komplikācijām, kas var rasties, ja to neārstē. Ierosinu mainīt notikumu gaitu un iedarbināt zobratus pacienta galvā.

Lai viņš pats pieņem lēmumu ārstēt slimību, lai izvairītos no sarežģījumiem un problēmām ģimenē un darbā.

5. solis. Saderināšanās

Uzdodiet vienkāršu atvērtu jautājumu: "Ko jūs zināt par urīnpūšļa iekaisumu?" Pēc ilgas pauzes, kas jāiztur, lielākā daļa pacientu atbildēs: "Nu... tas ir urīnpūšļa iekaisums."

Pēc šīs frāzes viņu galvā noteikti pavīd doma: "Bet es tiešām neko par to nezinu! Mums rūpīgi jāieklausās un neko nedrīkst palaist garām. Apsveicam! Jūs koncentrējāt pacienta uzmanību un izraisījāt viņa interesi par viņa problēmu, ne vairs no emociju viedokļa, bet gan no zināšanu un spējas izvēlēties uzticamu ārstēšanu.

6. solis. Koncentrējieties uz iemeslu. Vizuālais atbalsts

Turpināsim runāt par hronisku cistītu un virzīsimies secīgi.

"Ļaujiet man pastāstīt jums, Ivan Ivanovič, par jūsu slimību. Urīnpūšļa iekaisums ir..." – šeit tiek izmantoti manekeni, sagatavotas diagrammas vai vienkārši papīra lapa un zīmulis. Uzzīmē! Urīnpūslis, saaugumi ap to, blakus esošie orgāni, kas var būt iesaistīti šajā satraucošajā stāvoklī. Pacients noteikti paņems zīmējumu mājās, rūpīgi izpētīs un parādīs mīļajiem. Cilvēki ir vizuāli cilvēki 80% laika. Tas, ko cītīgi vārdos stāstīji, gāja pa vienu ausi iekšā, pa otru ārā. Jau vakarā pacients neatcerēsies 50% informācijas, un pēc dienas vēl 30% pazudīs.

Bet papīra gabals, uz kura esi visu sīki uzzīmējis, vienmēr būs viņa acu priekšā. Turklāt, ja viņš pats par to izdara dažas svarīgas piezīmes. Te nu tā ir – simtprocentīga iesaistīšanās un fokuss. Bet galvenais šeit ir nesteigties. Zobu kustības ātrums katra galvā ir atšķirīgs. Viņiem ir pilnībā jāritina. Paņemiet pārtraukumu un tikai tad pārejiet pie nākamās darbības.

7. darbība. Pieprasiet atsauksmes

Pirms turpināt, jums ir jāsaņem atgriezeniskā saite (pārskats, atbilde, reakcija uz jūsu darbībām). Jums ir jāpārliecinās, ka problēma un tās apjoms ir skaidrs gan jums, gan pacientam.

Izplatīta kļūda ir informācija par slimību un ārstēšanu izmest pacientam uz galvas un tikšanās beigās jautāt: "Vai jūs visu saprotat?" Protams, personai bija jautājumi, bet vai varat tos visus atcerēties?

Tieši tagad, kad sāpes tiek izteiktas un problēma ir formulēta, tas ir nepieciešams **veiciet "informācijas pieturu" un atklāti jautājiet**: "Ivan Ivanovič, kādi jautājumi jums ir?" Un tad ir divi iespējamie notikumu attīstības scenāriji.

Pirmkārt, divvirzienu atgriezeniskā saite sāksies ar pacienta jautājumiem un precizējumiem, un no jūsu puses sekos atbalsta vārdi un jaunu faktu sniegšana. Šis ir lielisks scenārijs. Tas parāda, ka komunikācija ir izveidota, kontakts pastāv.

Otrkārt, pacients sausi sacīs: "Viss ir skaidrs." Tad jums būs jāpieliek papildu pūles. Jums ir jānosaka, vai viss tiešām ir skaidrs. To var noteikt pēc acīm, sejas izteiksmēm un visiem pieejamajiem neverbālajiem signāliem.

Nepārejiet uz nākamo soli, neatrisinot slēptās pretrunas pacienta galvā. Tu tērēsi laiku. Sakiet: "Es redzu, Ivan Ivanovič, jums vēl ir daži jautājumi. Labāk pajautājiet viņiem tagad." Tikai tad, kad esat pārliecināts, ka sapratne ir sasniegta, varat virzīties tālāk.

8. solis. Izmeklēšanas/ārstēšanas iespēju demonstrēšana

Panākumu atslēga, demonstrējot (prezentējot) ārstēšanas programmu, ko jūs kā profesionālis esat izstrādājis konkrētam klīniskam gadījumam, ir pareizas atbildes uz diviem pamatjautājumiem: "Kad sākt?" un "Kā to īstenot?"

Uz demonstrāciju jādodas tikai tad, kad pacients ir sapratis visu par savu slimību un iespējamām komplikācijām, kad ir saņēmis atbildes uz visiem saviem jautājumiem un neverbāli - acīs, žestos - demonstrē vēlmi ātri noskaidrot, ko darīt. to. Pacients savu gatavību var apliecināt ar frāzi: "Kādas ir ārstēšanas iespējas?", "Ko man darīt?"

Ir svarīgi, lai šajā posmā jūs saprastu **pacienta patiesais motīvs**kas ieradās uz konsultāciju un pavadīja vērtīgu laiku. **Jums jāsaprot, kādā valodā runāt ar pacientu** (argumenti, skaitļi vai emocijas), **kādas ir viņa vērtības?** (ietaupot laiku, naudu, uzticamību, drošību, komfortu, servisu...). Jums pašam jāpiefiksē atslēgas vārdi un frāzes, ko pacients izteica 15 minūšu laikā, kas pagājušas kopš konsultācijas sākuma.

Ja tas tā ir, mēs varam sākt demonstrēt ārstēšanas iespējas. Tas ir vienīgais veids, kā saglabāt uzticību, veidot attiecības un apvienot medicīnas, pacienta un jūsu intereses.

Daudzu ārstu kļūda ir sākt demonstrēt savas zināšanas, pirms pacientam ir atrasta "burvju poga". Līdz ar to nulle rezultāts pēc tā uzņemšanas. Tika iztērēts daudz enerģijas, un pacients mierīgi devās uz citu klīniku ar vārdiem: "Nav naudas."

Kad jūs to nokārtojat, jums ir jādara tikai divas lietas. Pirmais ir saprast, kāda problēma pacientei ir jāatrisina šeit un tagad minimālajā, optimālajā un maksimālajā variantā (piemēram, lai atvieglotu sāpes vēdera lejasdaļā - minimāli, lai atvieglotu sāpes vēdera lejasdaļā un, visbeidzot, iestāties grūtniecība - optimāli, lai mazinātu sāpes vēdera lejasdaļā, paliktu stāvoklī un tiktu izmeklēta, teiksim, par iespējamu vairogdziedzera slimību - tas ir maksimums). Otrs ir noteikt, kas pacientam patiešām ir svarīgs, kāds viņam ir tiešs ieguvums. Visbiežāk tas ir:

- laika taupīšana (precīzi rezultāti pēc iespējas īsākā laikā);
- ārstēšanas uzticamība (vienreiz un uz visiem laikiem);
- krāj naudu;

• komforts/serviss/laba attieksme;

• individuāla pieeja (tikai viņam izstrādāts ārstēšanas vai profilakses kurss);

• drošība (vienmēr pamatvajadzība).

Apelācija uz labumu ir universāls arguments. Savā runā izmantojiet vārdus, kas piesaista pacientu vērtības. Piemēram, ja pacientam ir svarīgi ietaupīt laiku, mēs lietojam vārdus un frāzes: **"ātrs"**, **"laikā"**, **"laiks ir nauda"**, **"laika nekad nav par daudz"**.

Ja pacientam ir svarīga uzticamība un drošība, mūsu runa satur atbilstošu vārdu krājumu: **"drošība"**, **"pārliecība"**, **"ietaupa bez papildu piepūles"**, **"konsekvence"**, **"neaizstājamība"**.

Naudas taupīšanas nozīmi uzsver vārdi **"izdevīgi"**, **"bez papildu maksas"**, **"ekonomisks"**, **"vērtīgs"**, **"pieprasīts"** utt.

Tātad mēs nonākam pie jautājuma "Kā to izdarīt?" Kā pārliecināties, ka tavas zināšanas nepaiet pacientam garām, bet tiek apzināti uztvertas, pieņemtas un īstenotas?

Ir pieci principi:

• piedāvāt 2–3 izmeklējumu un ārstēšanas programmu iespējas;

• demonstrē izmeklējumu/ārstniecības programmas SHS formātā ("īpašības – īpašības – ieguvums/ieguvumi") algoritmiskā secībā;

• nostiprināt vārdus ar vizualizāciju;

• vadīt neverbālo dialogu;

• izmantot pārliecināšanas tehnoloģiju.

Apskatīsim katru principu atsevišķi.

Kāpēc pacientam būtu jādod trīs ārstēšanas iespējas, ja jūs kā profesionālis zināt, kura shēma ir vislabākā? Atcerieties, ka mēs jau minējām otro viedokļa efektu? Ir pienācis laiks dot cilvēkiem tiesības izvēlēties. Cilvēki ir pakļauti šaubām. Pirms kaut ko izlemjam, desmit reizes pārdomājam, konsultējamies un izsveram dažādas iespējas. Kāpēc pacientam vajadzētu uzticēties jums pirmo reizi? Pat ja esi atradis īstās "pogas", pārliecinoši argumentējies un šķiet īsts eksperts, 95% gadījumu viņš vēlēsies otru viedokli. "Ko darīt, ja nav operācijas?", "Ko darīt, ja viņi šeit mēģina no manis izvilkt naudu?" - šie ir tikai daži no jautājumiem, kas virmo pacienta galvā. Viņš ir cilvēks un viņam ir tiesības šaubīties, vai jūs nepiekrītat?

Ja vizītē piedāvāsiet vairākas ārstēšanas iespējas – to, kuru uzskatāt par optimālāko, un vēl divus kompromisus, pacientam nebūs jātērē laiks un nauda, dodoties uz citu klīniku. Viņš jau ir dzirdējis divus vai pat trīs ārstu atzinumus no tām pašām lūpām!

Piedāvājot vairākas ārstēšanas iespējas, jūs izrādāt cieņu pret pacienta izvēli un viedokli, vienlaikus uzņemoties atbildību par rezultātu. Un pacients neizdara izvēli starp kategorijām "ārstējams" vai "neārstējams". Viņš izlemj, kuram ārstēšanas režīmam dot priekšroku. Turklāt, piedāvājot trīs dažādas izmaksu iespējas, jūs manipulējat ar pacientu šī vārda labā nozīmē. Varat būt drošs, ka viņš izvēlēsies vidējo. Tā darbojas psiholoģija: mēs neņemam lētas lietas. Mēģināt **vajadzīgais risinājums ir pa vidu**.

Kā izveidot šīs programmas – ekonomiskas, optimālas un, teiksim, ieteicamas? Es iesaku apsvērt šādas kombinācijas.

1. kombinācija

Konservatīvā ārstēšana (ekonomiska)/ķirurģiskā ārstēšana (optimālā)/ķirurģiskā ārstēšana ar rehabilitāciju (ieteicams).

2. kombinācija

Pārbaude (ekonomiskā)/izmeklēšana un ārstēšana (optimālā)/izmeklēšana, ārstēšana, pēcpārbaudes pieņemšana pēc sešiem mēnešiem (ieteicams).

3. kombinācija

Izmeklēšana un ārstēšana pēc aktīvām sūdzībām (ekonomiskā)/patiesā cēloņa (optimālā) izmeklēšana un ārstēšana/patiesā cēloņa, kā arī vienlaicīgas somatiskās patoloģijas izmeklēšana un ārstēšana, ņemot vērā internista pieeju (ieteicams).

4. kombinācija

Izmeklēšana pēc sūdzībām (ekonomiskā)/izmeklēšana pēc sūdzībām un vecuma (optimālā)/izmeklēšana pēc sūdzībām, vecuma un dzīvesvietas endēmiskuma (ieteicams).

5. kombinācija

Ķirurģiskā ārstēšana (ekonomiska)/ķirurģiskā ārstēšana ar rehabilitāciju (optimāla)/ķirurģiskā ārstēšana ar rehabilitāciju un garantija uz gadu (ieteicams).

Sagatavojieties: izstrādājiet trīs iespējas, kā iesniegt priekšlikumus par galvenajām slimībām, ar kurām pacienti nāk pie jums. Sakārtojiet tos plauktos un, vēl labāk, atbalstiet tos ar tabulām un salīdzinošiem raksturlielumiem. Parādiet to visu reģistratūrā. Jūs redzēsiet, kā mainījušies rezultāti, cik daudz vairāk pacientu sāka uzturēties klīnikā, un pēc ārstēšanas teiksiet: "Paldies, dakter!"

Kas vēl ir svarīgi, demonstrējot programmas? Protams, runāšana valodā nāk pacientam. Jau iepriekš esam atzinuši "Yaking" un "Mooing" par vienu no izplatītākajām kļūdām. "Izmantojam tikai modernu aprīkojumu!" – tas attiecas tikai uz mums. "Izmantojam tikai modernu tehniku! Tas ļaus pēc iespējas īsākā laikā atgūties pēc operācijas! – tas ir par pacientu. "Ārsts veica vairāk nekā 1000 operācijas" - tas ir par ārstu. "Ārsts veica vairāk nekā 1000 operāciju. Tas nozīmē, ka esat labās rokās!" – tas ir par pacientu. Cilvēkiem nepatīk domāt, viņiem patīk runāt par sevi, tāpēc jums ir jāievada galvā vienkārša un saprotama doma par sevi.

Ir svarīgi demonstrēt rezultātus un priekšrocības, ne tikai programmas vai produkta īpašības un īpašības. Runājiet par uzticamību, laika un naudas ietaupīšanu, apkalpošanu – par to, ko varējāt dzirdēt un ierakstīt 15 minūšu ilgajā uzklausīšanas laikā tikšanās sākumā. Tāpat neaizmirstiet īsas pastiprinošas saišu frāzes: "Tas ļaus jums", "Tas ļaus jums", "Lai jūs varētu būt pārliecināts", "Tas nozīmē jums".

Tagad ļaujiet man piedāvāt savu algoritmu pārbaudes/ārstniecības programmas demonstrēšanai. Bet vispirms neliela preambula.

Atcerieties sevi. Sazinoties, teiksim, ar ceļojumu aģentūru par ceļojumu, ko jūs vēlaties uzzināt? Kas iekļauts pakalpojumu komplektā, ceļojuma ilgums, brauciena sākuma un beigu datumi, kas tiekas un pavada, kā viss notiek, kā nokļūt, vai nepieciešams pārskaitījums, kā darbojas apdrošināšana, kādas ir garantijas, cik maksā visa šī jautrība, kā ietaupīt, ar ko var sazināties nepārvaramas varas gadījumā u.c.. Konsultācijas laikā pie ārsta pacients vēlas saņemt atbildes uz tiem pašiem jautājumiem.

Pacients vēlas zināt:

Kas ir iekļauts programmā un kāpēc tas ir vajadzīgs?

Tāpēc demonstrācijā jāiekļauj atbildes uz šiem jautājumiem: *"Izmeklējumu programmā ir iekļauta vispārējā asins analīze. Tas atklās novirzes ķermeņa piesātinājumam ar skābekli. Bioķīmiskais pētījums ļaus izslēgt aknu un nieru slimības. Vispārējs urīna tests arī palīdzēs izslēgt izmaiņas nierēs. Viss izmeklējumu saraksts atbilst diagnostikas standartiem, ko apstiprinājusi Krievijas Federācijas Veselības ministrija. Tas ļauj jums* (saite) *būt pārliecinātam par noteiktās pārbaudes uzticamību* (ieguvums pacientam).

Kādi speciālisti tiks iesaistīti procesā?

"Es jūs operēšu, un jums palīdzēs ārsts ar vairāk nekā desmit gadu pieredzi. Kopā esam veikuši vairāk nekā tūkstoti līdzīgu operāciju

(raksturīgs), *tāpēc jūs esat labās rokās* (labums). *Pēc operācijas jūs pieskatīs mūsu labākās medmāsas* (raksturīgs). *Viņi nodrošinās jums ērtu uzturēšanos un aprūpi pēc operācijas.* (labums)».

Kā viss notiks

"Vispirms jums tiks veikta laboratoriskā pārbaude. Tad noliksim operācijas datumu. Lai ietaupītu laiku, mēs to varam izdarīt tūlīt. Noteiktajā laikā jūs ieradīsieties uz ķirurģisku ārstēšanu, tiksiet ievietots ērtā telpā. Pati operācija aizņems 45 minūtes. Tas jums būs absolūti nesāpīgs un ērts (labums). *Operācijas laikā mēs izmantojam tikai labākos palīgmateriālus un zāles* (raksturīgs), *lai jūs varētu būt pārliecināti par darbības drošību un uzticamību* (labums). *Turklāt jūs varat ietaupīt savu laiku* (labums), *jo rehabilitācijas periods pēc šīs operācijas ir tikai divas nedēļas* (raksturīgs). *No rīta atsāc skriet* (par dzīvi)».

Kur viss notiks

"Mūsu klīnikā jāveic visi izmeklējumi ārstniecības procedūras var saņemt arī klīnikā pēc pieraksta. Viss vienuviet (raksturīgs). *Tas ietaupa laiku. Ļoti ērti* (labums), *tava meita var tevi sagaidīt bērnistabā, darbinieki viņu pieskatīs* (par dzīvi)».

Kādas garantijas?

Mēs, ārsti, saprotam, ka medicīnā ir grūti dot garantijas. Rezultātu ietekmē pārāk daudz faktoru, un ikvienam ir atšķirīgas cerības no šī rezultāta. Bet kāpēc gan negarantēt modernu iekārtu un tehnoloģiju izmantošanu, gudrāko konsultantu iesaisti, drošību – epidemioloģisko, personisko telpu, personas datu nodošanu un uzglabāšanu, medicīniskās konfidencialitātes saglabāšanu. Tas ir vienkārši! Tāpēc uz pacienta jautājumu par garantijām var droši atbildēt: *"Katrs cilvēks ir atšķirīgs, tāpēc ir individuāla pieeja ar esošajiem ārstēšanas standartiem. Medicīnā nav 100% garantiju. Tomēr varu apsolīt, ka jūsu problēmas risināšanā tiks iesaistīti labākie ārsti eksperti un tiks izmantotas vismodernākās tehnoloģijas.* (raksturīgs). *Tas ievērojami palielinās ārstēšanas uzticamību* (pabalsts)".

Ja kaut kas noiet greizi?

"Ko darīt, ja es neatradīšu šīs zāles?", "Ko darīt, ja sāpes nepāriet?", "Kas notiks, ja es nevarēšu ierasties pēc pārsēja?" – pacienti var izteikt šādus un līdzīgus jautājumus, vai arī tos var formulēt tikai savās galvās, neizrunājot tos skaļi. Labāk ir novērst šādas šaubas un bažas: *"Ivan Ivanovič, ja jums ir kādi jautājumi, jūs vienmēr varat sazināties ar mani, izmantojot WhatsApp. Es noteikti atbildēšu dažu stundu laikā* (raksturīgs), *lai jūs varētu mierīgi turpināt ārstēšanu* (pabalsts)".

Cik tas maksā?

Lūdzu, ņemiet vērā, ka izmaksu jautājums ir pēdējais to problēmu sarakstā, kuras jārisina. Mūsu uzdevums nav šokēt pacientu ar skaitļiem, riskējot izraisīt protestu, bet gan novest viņu pie domas, ka ārstēšanas nozīme un vērtība ir lielāka par izmaksām. Kad pacientam ir izpratne par to, cik speciālistu un kāda "smagā artilērija" ir iesaistīti viņa atveseļošanā, summa nešķiet tik liela. Un, ja jūs pievienojat priekšrocības, kas ir tuvu pacientam viņa pasaules attēlā, izmaksas pilnībā zaudēs savu hipertrofisko nozīmi.

Apskatīsim piemēru.

"Jums nepieciešamās ārstēšanas programmas izmaksas, salīdzinot ar citām iespējām ar tādu pašu uzticamības pakāpi, ir ļoti zemas. Tas ir 25 000 rubļu. Maksāt var jebkurā ērtā veidā: skaidrā naudā vai ar karti. Turklāt, ja nepieciešams, klīnikā var noformēt bezprocentu iemaksu plānu.".

Kā ietaupīt naudu?

"Jūs varat ietaupīt naudu, samaksājot visu summu uzreiz. Atlaide būs 10%. Varat arī noguldīt naudu 100 000 rubļu apmērā. Šo kontu varat izmantot neierobežotu laiku. Tad jūs saņemsiet īpašu 15% atlaidi visiem pakalpojumiem un ietaupīsiet 15 000 rubļu (labums). *Kura metode jums ir labāka?* (atvērts jautājums)».

Šī kustība pa jautājumu karti aizņem tieši piecas minūtes.

Lūk, kā izskatītos grūtniecības uzraudzības programmas demonstrācijas paraugs: *"Olga Stepanovna, ļaujiet man jums piedāvāt grūtniecības uzraudzības programmu. Tajā ir iekļauts pilns izmeklējumu un konsultāciju saraksts, kas ieteiktas pēc Krievijas Federācijas Veselības ministrijas rīkojuma. Varat būt pārliecināti, ka viss tiek darīts atbilstoši standartiem. Konsultācijas vedīšu visu grūtniecības laiku. Grūtniecības uzticamībai un drošībai, pārliecībai par mazuļa veselību iesaistīsim tādus speciālistus kā ultraskaņas ārstu, terapeitu, oftalmologu, LOR speciālistu, hemostaziologu, ģenētiķi. Visa ārstu komanda uzraudzīs bērna attīstību un jūsu veselību..*

Visas vizītes tiks iepriekš plānotas Jums ērtā laikā, atbalsta vadītājs varēs noorganizēt vienlaicīgu ārstniecības kabineta un ultrasonogrāfijas ārsta vizīti un palīdzēs iziet izmeklējumu pie specializētiem speciālistiem vienā vizītē. Tādā veidā jūs ietaupīsiet savu laiku. Visi dati par Jūsu un Jūsu mazuļa veselību tiek ierakstīti elektroniskā slimības kartē, kurai mūsu speciālisti un Jūs varat piekļūt, izmantojot mobilo aplikāciju. Tādā veidā jūsu medicīniskais dokuments vienmēr būs pieejams un informācija netiks zaudēta. Vēlos piebilst, ka mūsu klīnika ļoti nopietni uztver medicīniskās konfidencialitātes aizsardzību. Tātad jūs varat būt pārliecināti par savu personas datu drošību.

Visi laboratorijas un instrumentālie pētījumi tiek veikti, izmantojot modernas augstfrekvences iekārtas. Protams, tas dod pārliecību par rezultātu ticamību gan jums, gan man, jūsu ārstam. Tas ir ļoti svarīgi pareizas diagnozes noteikšanai un mūsdienīgas ārstēšanas iecelšanai. Šeit, klīnikā, tiek īstenota grūtniecības novērošanas programma. Jums nekur nebūs jādodas, kas, protams, arī ietaupīs jūsu laiku. Un mums nav vajadzīgs lieks stress. Protams, klīnika garantē augstu apkalpošanas līmeni. Mātes sirdsmiers tagad ir ļoti noderīgs veselīga mazuļa attīstībai. Ja pēkšņi kaut kas noiet greizi, vienmēr varat man piezvanīt. Šeit ir mana vizītkarte. Lai vienotos par apmeklējumiem, varat sazināties ar atbalsta menedžeri.

LABI! Tagad par izmaksām. Programmas cena ir tikai 50 000 rubļu par 7 mēnešu grūtniecības uzraudzību. Ar vienreizēju maksājumu vari ietaupīt vēl 10% un papildus saņemt dāvanu – masāžas kursu. Tādi ir lieliskie apstākļi, ko klīnika nodrošina šodien! Ietaupiet 5000 rubļu, un jūs saņemsiet arī dāvanu!

Pēc tam, atkarībā no situācijas, tie ieslēdzas **trīs "zelta jautājumi"**: "Kādi jautājumi jums ir?", "Kādas ir jūsu šaubas?", "Kad mēs sākam?" Viņi visi ir atvērta tipa, vai esat pamanījuši? Mums ir jāsaņem uzticama informācija, lai uz tās balstītos un vai nu apstāties, sniegt precizējumus, kliedēt pēdējās šaubas vai doties tālāk, jo nākamais solis ir darījums, noformējot ilgtermiņa attiecības.

"Ko darīt ar nepieciešamību nodrošināt divas vai trīs iespējas ārstniecības programmām? - tu jautā. – Kad parādīt šo "otro" medicīnisko atzinumu?" Tas ir vienkārši. Mēs virzāmies vienā secībā, tikai saskaņā ar trim programmām vienlaikus.

"Ļaujiet man piedāvāt jums trīs problēmas risināšanas iespējas. Pirmajā variantā, minimālajā programmā, klīnika piedāvā tikai konsultācijas ar ārstu, kurš uzraudzīs grūtniecību un izrakstīs nepieciešamās laboratoriskās pārbaudes. Visi novērošanas un izpētes ierašanās termiņi ir stingri reglamentēti ar rīkojumu. Jūs varat būt pārliecināti par savu tikšanos uzticamību. Turklāt sākotnēji tas ietaupīs naudu. Jūsu vizīšu laikā papildus tiek apmaksāti nepieciešamie izmeklējumi pie speciālistiem, kā arī ultraskaņas izmeklējumi.

Otrajā variantā viss konsultāciju un studiju saraksts jau ir iekļauts cenā. Jums nav jādomā par papildu maksājumiem. Tas noteikti ir ērtāk.

Un visbeidzot, trešajā variantā papildus visnepieciešamākajām konsultācijām un pētījumiem ir iekļautas arī profilaktiskas procedūras, kas samazinās izplatīto stāvokļu riskus. Tas noteikti ir svarīgi gan jūsu, gan mazuļa veselībai.".

Atcerieties, ka trīs iespēju parādīšana ir trīs reizes vairāk informācijas. Tas nozīmē, ka vajag ne tikai runāt, bet arī rakstīt, dot kaut ko rokās (bukletu, manekenu, pildspalvu, lai pacients pats varētu pierakstīt). Attālinātās konsultācijas laikā mudiniet pacientu atzīmēt galvenos punktus. Kopumā jums ir jāizmanto maksimālais maņu orgānu skaits. Labi darbojas buklets ar programmu salīdzinošo raksturlielumu vai izdrukāta (ievietota pacienta personīgajā kontā) recepšu lapa. Tagad jūs varat pārvietoties no pozīcijas uz pozīciju, no punkta uz punktu kopā.

Jums vienmēr jāatceras, ka pakalpojums ir nemateriāls un "vārdus nevar apvienot ar darbiem". Tāpēc neatņemama ir pakalpojuma demonstrēšana ar izmantotā aprīkojuma palīdzību, skaistiem izdales materiāliem, datorā (nevis ar roku) noformētām uzdevumu lapām un, visbeidzot, tev, glītam, dzīvi apliecinošam zināšanu turētājam baltā mētelī. motivējošas konsultācijas noteikums.

Tagad ir jūsu laiks runāt un pārliecināt. Jūs aktīvi klausījāties, analizējāt ienākošo informāciju, tagad ir pienācis laiks izteikties - īsi, kodolīgi, precīzi. Tas palīdzēs **formula SALO**, Kur:

- **S** – statistika;
- **A** – autoritatīvs viedoklis;
- **L** - Personīgā pieredze;
- **PAR** - pacientu atsauksmes.

"Saskaņā ar Pasaules Veselības organizācijas datiem, katru sekundi uz Zemes piedzimst 5 cilvēki.". (Statistika, autoritatīvs viedoklis.)

"10 klīnikas darbības gados esam veikuši jau vairāk nekā 10 000 operāciju". (Statistika.)

"Saskaņā ar Krievijas Federācijas Veselības ministrijas datiem katrs simtais Krievijas iedzīvotājs ir pakļauts riskam inficēties ar HIV". (Statistika, autoritatīvs viedoklis.)

"Tam uzskata mūsu klīnikas galvenais ārsts...» (Autoritatīvs viedoklis.)

"Es pats esmu izmantojis šo metodi vairāk nekā vienu reizi". (Personīgā pieredze.)

"Man bija pacienti, kuri sākumā arī baidījās no ķirurģiskas ārstēšanas, bet tad viņi saprata, ka tas ir vienīgais veids, kā atrisināt problēmu īsā laikā, un pietiekami ātri pieņēma lēmumu.". (Personīgā pieredze.)

"Es arī kādreiz tā domāju". (Personīgā pieredze.)

"Tūkstoš pateicīgu pacientu vietnē rakstīja savas atsauksmes par šo metodi...» (Atsauksmes, statistika.)

"Katrs piektais pacients ziņo par nelielu diskomfortu procedūras pirmajās sekundēs, bet kopumā atzīmē, ka procedūra ir absolūti nesāpīga". (Statistika, apskats.)

Šajā posmā ir lietderīgi iekļaut argumentāciju - ņemot vērā sarunu biedra psihotipu. Ne velti mēs veltām laiku diagnostikai. Ja jūsu priekšā ir emocionāls cilvēks, pievienojiet attēlus. Jo spilgtākas tās ir, jo lielāka ir tava ietekme un ātrāk trāpīsi mērķī ("Kā putns, kas lido būrī", "Tu jutīsies kā princese!", "Tici man, tas ir debesu baudījums" u.c.). Varat arī pievienot iedomātu nākotnes attēlu: "Iedomājies, pēc pāris mēnešiem tu jutīsies kā Supermens un beidzot varēsi atrast laiku savai ģimenei!"

Cilvēkiem ar loģisku domāšanu nevajadzētu stāstīt par pasaku princesēm. Šeit jums ir nepieciešama argumentu valoda, un jums to ir pietiekami daudz ("Pievērsīsimies faktiem. Tie palīdzēs mums izprast situāciju. Pirmkārt... Otrā... Trešā..."). Neaizmirstiet atbalstīt savus vārdus ar atvērtu plaukstu žestiem, "runājošām" rokām, pirkstu pārvietošanu un roku ceļiem "no sirds uz sirdi". Tas viss tikai nostiprinās teiktā jēgu!

Argumentu valoda ir piemērota arī tad, ja cilvēks ir pārlieku satraukts, emocionāls un tālu no nepieciešamās informācijas uztveršanas. Fakti ir prātīgi, pārliecinoši un pievilcīgi loģikai.

Un tagad pacients paklausīgi pamāj ar galvu, un viņa acīs parādās doma, bet apjukums joprojām paliek. Nav brīnums! Tik daudz informācijas. Pacientam, neskatoties uz prezentācijas loģiku un pieejamību, ir grūti pieņemt lēmumu un izdarīt izvēli. Ir vajadzīga pauze, lai pārdomātu vai lūgtu autoritāti, vārdu sakot, novelt atbildību no sevis.

9. solis. Personīgais autoritatīvs viedoklis

Atslēgas vārds šeit, protams, ir "autoritatīvs". Kā parādīt savu autoritāti? Protams, pirmkārt, izskats. Glīta frizūra, glīts apģērbs, kārtība uz darba galda neapzināti stāsta pacientam: "Viņš arī pret mani būs uzmanīgs, nepieļaus neprecizitātes." Diplomi un vizītkartes jūsu tiešā redzamībā demonstrēs jūsu vēlmi pastāvīgi pilnveidot savas medicīniskās zināšanas un uzsvērs, ka esat gudrs. Labas, nepretenciozas mēbeles tavā birojā pateiks, ka tu neesi no tiem, kam nav naudas, cilvēki tev ir pateicīgi un gatavi maksāt par zināšanām.

Izsakot personīgo viedokli **Ir svarīgi izcelt savu pieredzi**. Pacienti viņam uzticas: "Ļaujiet man kā ķirurgam ar vairāk nekā 20 gadu pieredzi izteikt savu viedokli. Es uzskatu, ka..." Vai arī šādi: „Kā ārsts, kurš veicis vairāk nekā 1000 līdzīgu operāciju, es droši iesaku jums šo konkrēto ārstēšanas metodi."

10. darbība. Pieprasiet atsauksmes

Jā, jā, vēlreiz. Šajā posmā ir svarīgi apturēt pauzi, ļaut pacientam sagremot informāciju un to sakārtot. Jāņem vērā, ka domāšanas ātrums katram ir atšķirīgs.

Ir nepieciešams, lai ne tikai jūs ieturētu pauzi, bet arī pacients pārtrauc savu domu plūsmu un koncentrējas, jo mēs vēlamies, lai viņš apzināti pieņem lēmumu un, pārnākot mājās, nepārdomā. Tāpēc pauzes ir svarīgas un nepieciešamas. Tas ir klasiskās motivējošās konsultācijas. Nav nepieciešams spiest vai prod.

Atkal tiek izmantoti trīs "burvju" jautājumi.

Obligāti: "Kādi jautājumi jums ir?" - lai uzzinātu visu nepateikto. Situācijas: "Kādas šaubas jums ir?" – palīdzēt pacientam pieņemt lēmumu un izdarīt izvēli. Un, protams, vissvarīgākais: "Kad esat gatavs sākt?"

11. darbība. Šaubu novēršana

Par darbu ar iebildumiem un šaubām runājām jau iepriekš. Atgādināšu, ka jāpārvietojas tieši pēc formulas:

Pievienojies, izrādi interesi - noskaidro situāciju - piekrīti - izsaki savu viedokli un kontrolē situāciju, izmantojot "zelta jautājumu": vai situācija ir noskaidrota?

Rīkojoties ar iebildumiem, ir lietderīgi lietot vārdu "kāpēc". Šis jautājums ir jāuzdod vairākas reizes, lai pacients saprastu savus argumentus, atbildētu uz saviem jautājumiem un neitralizētu savus iebildumus. Kā teica miljardieris Džons Morgans: "Cilvēkam parasti ir divi iemesli, kāpēc kaut ko darīt vai nedarīt. Viens ir saprātīgs, loģisks, racionāls un pārliecinošs, izklausās pievilcīgi. Un otrais ir īsts.

"Kāpēc jūs tā domājat?", "Vai tas ir vienīgais iemesls vai ir kaut kas cits?", "Kas jums šobrīd traucē pieņemt lēmumu?" - labi jautājumi, kas palīdzēs saprast patieso lietu stāvokli.

Ko darīt, ja pacients saka: "Man ir jādomā"? Ir pareizi atbildēt šādi: "Ļaujiet man jautāt, Pāvel Denisovič, par ko tieši jums ir jādomā? Varbūt es palaidu garām kaut ko svarīgu un jums ir nepieciešama papildu informācija? Strādā labi **trūkuma un konfidencialitātes metodes**. Pārdošanas meistari apgalvo, ka viņi sešas reizes palielina jūsu izredzes gūt panākumus! Piemēram: "Olga Sergejevna, es jums atklāšu noslēpumu: ārsts Ivanovs pēc pāris nedēļām dosies uz citu pilsētu uz pastāvīgu dzīvi. Šāda līmeņa speciālists ir ļoti reti. Būs lieliski, ja tu un es plānojam kādu manipulāciju tuvākajā nākotnē. Turklāt uz rītdienu ir palikuši tikai divi logi.

12. solis. Situācijas apkopošana

Šī ir obligāta procedūra pirms pacienta maršruta plānošanas. Šīs darbības mērķis ir apkopot iepriekš minēto un koncentrēties uz galvenajiem punktiem.

Šeit jūs varat izmantot **trīs "jā" noteikums**.

"Tātad, Olga Ivanovna, mēs esam noskaidrojuši, ka tagad jums ir svarīgi ne tikai pārbaudīt sāpes vēdera lejasdaļā, bet arī noskaidrot, kāpēc grūtniecība neiestājas. (JĀ.) Mēs vienojāmies par visaptverošu novērtēšanas un ārstēšanas programmu (JĀ) un pieņēmām kopīgu lēmumu sākt tagad. (JĀ.) Labi darīts! Varonis! Mēs nolēmām spert svarīgu soli. Mēs sākam īstenot savu plānu.".

Noteikti slavējiet un atbalstiet pacientu. Labi vārdi piešķir darbībai enerģiju un ticību pozitīvam rezultātam. Sirsnīgs atbalsts ir ilgtermiņa attiecību pamatā. Tas ir tas, ko pacienti no mums sagaida.

13. darbība. Maršruta un aktivitāšu plānošana

Šajā posmā ir svarīgi **fiksēt pacienta sagaidāmās darbības, norādīt skaidru laiku tikšanās īstenošanai.**

"Pārbaudies – nāc!" – šo frāzi bieži var dzirdēt pie ārsta. Šis aicinājums ir pilnīgi neskaidrs gan laikā, gan vietā, gan sagatavošanā, gan gaidāmajos rezultātos.

Šeit ir skaidri formulētas stimulējošas frāzes piemērs: *"Olga Ivanovna! Mēs esam noteikuši nepieciešamo pētījumu iespējamību un nozīmi. Kopā izstrādāsim rīcības plānu. Šeit klīnikā visus testus var veikt uzreiz. Turklāt, lai ietaupītu Jūsu laiku, uzreiz pēc testu veikšanas veiksim sirds EKG izmeklējumu. Tātad, rīt, 15. martā pulksten 8:00 - asins paraugu ņemšana laboratoriskai pārbaudei, 8:15 - EKG. Kopējais uzturēšanās laiks klīnikā būs 30 minūtes. Vai šis laiks jums ir ērts? Jā? Tad es to salabošu. Rezultāti būs gatavi tajā pašā dienā. Tos var apskatīt mobilajā aplikācijā vai savā personīgajā kontā. Apstiprinājumu par gatavību saņemsi SMS veidā. Gaidu uz savu nākamo tikšanos 16. martā 14:00. Izvērtēšu pētījumu rezultātus un instruēšu par plānoto operāciju. Lūdzu, turiet savu maršruta lapu acu priekšā, lai pareizi plānotu savu dienu.".*

Konkrētas instrukcijas ir tas, ko pacients sagaida no ārsta. Bet tas vēl nav viss.

14. solis. Koncentrējieties uz svarīgumu

Vizuālais atbalsts

"Es vēršu jūsu uzmanību, Olga Ivanovna, ka ir ļoti svarīgi visus uzdevumus īstenot rīt, 15. martā. Mēs plānojam jūs operēt šomēnes. Pretējā gadījumā visi termiņi tiks pārcelti. Slimība attīstās, tas ir jāsaprot. Tāpēc katra diena ir vērtīga. Jūsu ģimene gaida jūs veselu un laimīgu".

Ir ļoti svarīgi koncentrēties uz piedāvāto darbību nozīmīgumu, laiku un, protams, uz galveno mērķi – pilnvērtīgu, veselīgu dzīvi. Ar šo soli mēs atgriežam pacientu sākuma punktā, vēlreiz apstiprinām viņa lēmuma pareizību un mudinām uz aktīvu rīcību.

Taču, ja īsas konsultācijas laikā tomēr neizdevās motivēt pacientu, nevajag izmisumā. Mums ir jāstrādā pie kļūdām.

Var būt vairāki iemesli.

Pirmkārt, jūsu neskaidra mērķa apzināšanās. Mērķa apzināšanās un kursa ievērošana konsultācijas laikā ir prasme, kas jāattīsta. Arī profesionāli sarunu vedēji uzreiz tādi nekļuva. Viņiem bija vajadzīgi gadi apmācības un pašpārbaudes. Jātiek galā arī ar izciļņiem, bet rezultāts ir tā vērts.

Otrkārt, neefektīvas konsultācijas iemesls var būt iekšējā taimera trūkums. Katram algoritma solim ir atvēlēts noteikts laiks, ir jāspēj pāriet no posma uz posmu laikā, un tas jādara pareizi attiecībā pret pacientu, nepārtraucot viņa domas un, kā saka, jājūt situācija.

Treškārt, neveiksmes iemesls var būt iniciatīvas un klausīšanās trūkums. Jāatceras, ka konsultāciju vada ārsts. Viņš noteiktā secībā uzdod pareizos jautājumus, analizē un nonāk pie rezultāta. Kurā **Konsultācijas pirmajā pusē pacients pārsvarā runā**, un ārsta uzdevums ir pēc iespējas vairāk apzināt vajadzības. Un šeit **konsultācijas otrajā pusē** - ārstēšanas programmas demonstrēšana, otrā viedokļa sniegšana, darbs ar šaubām, koncentrēšanās uz darbību nozīmīgumu utt. **ir ārsta laiks**. Lai kāds būtu konsultācijas rezultāts, jūsu attiecībām ar pacientu nevajadzētu beigties ar to.

Jāturpina vienā un vienīgajā versijā – norunājiet tikšanos uz nākamo tikšanos.

15. darbība. Rezervējiet nākamo tikšanos

Nākamās tehnikas mērķis ir **sasniegt zināmu rezultātu: motivēt pacientu uzlabot savu veselību, ieviešot receptes īstajā vietā un laikā. Un jūs pats no tā saņemsit materiālu un profesionālu gandarījumu.**

Nākamajai konsultācijai var būt daudz iemeslu: atbildes uz jautājumiem, ko pacients formulēs mierīgā mājas vidē, vizīte pie lēmuma pieņēmēja, izmeklējumu rezultātu interpretācija utt. Kādai konsultācijai jābūt - klīnikā vai attālināti, maksas vai bezmaksas - jūs izlemjat. Bet tā tam ir jābūt, jo mērķa sasniegšanai ir obligāti, pacientam jābūt motivētam uz aktīvu rīcību. Tam var būt nepieciešama vairāk nekā viena konsultācija.

Pacienta atgriešanās ir ārsta profesionālo un finansiālo panākumu kritērijs. Vienlaikus jāatceras, ka konsultācijā paustā gatavība ieviest receptes klīnikā vēl nav to izpildes fakts. Tāpēc **nepieciešama pastāvīga uzraudzība** izmantojot visus pieejamos rīkus. Nez kāpēc daudzi ārsti šo posmu atstāj novārtā, lai gan laicīgs zvans vai ziņa pacientam var paveikt brīnumu, piemēram, kliedēt šaubas, atbalstīt, sniegt atbildes uz jautājumiem – neļaut nomaldīties no ceļa uz atveseļošanos. Jūsu uzmanības ieskauts pacients jūtas droši, uzticamās un gādīgās rokās. Jūs nonāksiet ciešā lokā, kura attiecības ir balstītas uz cieņu un uzticību.

Secinājums

Cienījamais dakter!

Ceru, ka jums patika lasīt grāmatu un esat gatavi izmantot visus rīkus praksē. Iesaku visu darīt secīgi.

Pirmajā dienā - praktizējam lietišķu komplimentu izteikšanu, otrajā dienā pievienojam praksi atvērto jautājumu prasmē, trešajā - mācāmies pauzēt īstajā vietā, lai ļautu pacientam padomāt un pieņemt pārdomātu lēmumu. Un tā dienu no dienas, līdz mēs iemācāmies ievērot motivācijas konsultāciju algoritmu.

Motivējošā konsultācija ir daļa no ārsta darbības organizēšanas sistēmas. Sistēma ir viss, kas pakļaujas noteikumiem, kam ir sākotnējie resursi un spēja novērtēt rezultātu.

Mēs, ārsti, esam pieraduši ievērot noteikumus un standartus, saprotam, ka galvenais resurss esam mēs paši, tāpēc mācāmies, pilnveidojamies, analizējam, izdarām secinājumus, saprotam, ka "nogurums nav veiksmes mērs", rezultātam jābūt skaitļos. . Ārstēšanas efektivitāti mēra pēc laika un ķermeņa stāvokļa pamatparametru izmaiņām. Ārsta profesionalitāti nosaka pacientu atgriešanās procentuālais daudzums un prasmju skaits, bet materiālo labklājību – ienākumu līmeņa pieaugums.

Esmu pārliecināts, ka manis piedāvātā, praktiskajā psiholoģijā balstītā, motivējošās konsultācijas metode ļaus ne tikai gūt materiālo un profesionālo gandarījumu, bet arī tiks aktīvi izmantota dažādās situācijās: sarunās ar bērniem, pieņemšanā darbā, sava biznesa organizēšanā. . Empātija, konsekvence, spēja ieklausīties un izprast sevis un apkārtējo motīvus padarīs tevi par spēcīgu un apburošu komunikatoru. Un šodien mēs varam droši teikt, nedaudz pārfrāzējot leģendāro Neitanu Rotšildu: "Tam, kuram pieder viņa sarunu biedrs, pieder pasaule."

Es ticu jūsu panākumiem!